Ayuno intermitente para mujeres:

Quemar grasa en menos de 30 días con una seria pérdida de peso permanente de una manera científica muy simple, saludable y fácil, comer más comida y perder más peso

Tabla de contenido

Introducción..6
Capítulo 1: Fundamentos del ayuno......................9
Capítulo 2: Las mujeres y el ayuno intermitente..30
Capítulo 3: 4:3 y 5:2 Ayuno..............................40
Capítulo 4: Comer - dejar de comer - ayunar..48
Capítulo 5: Ayuno Leangains...........................54
Capítulo 6: Tipos alternativos de ayuno intermitente..62
Capítulo 7: Ejercicio y ayuno intermitente..........69
Capítulo 8: Consejos para el éxito....................110
Conclusión..129

Copyright 2018 by Mia Light - Todos los derechos reservados.

El siguiente libro electrónico se reproduce a continuación con el objetivo de proporcionar información lo más precisa y fiable posible. Sin embargo, la compra de este libro electrónico puede verse como un consentimiento al hecho de que tanto el editor como el autor de este libro no son de ninguna manera expertos en los temas tratados en el mismo y que cualquier recomendación o sugerencia que se haga aquí es solo para fines de entretenimiento. Los profesionales deben ser consultados según sea necesario antes de llevar a cabo cualquiera de las acciones respaldadas en el presente documento.

Esta declaración es considerada justa y válida tanto por la Asociación Americana de Abogados como por el Comité de la Asociación de Editores y es legalmente vinculante en todos los Estados Unidos.

Además, la transmisión, duplicación o reproducción de cualquiera de las siguientes obras que incluyan información específica se considerará un acto ilegal independientemente de que se realice electrónicamente o en forma impresa. Esto se extiende a la creación de una copia secundaria o terciaria de la obra o una copia registrada y solo se permite con el consentimiento expreso y por escrito de la Editorial. Todos los derechos adicionales están reservados.

La información de las páginas siguientes se considera, en general, como un relato veraz y preciso de los hechos y, como tal, cualquier falta de atención, uso o mal uso de la información en cuestión por parte del lector hará que cualquier acción resultante quede únicamente bajo su ámbito. No hay ningún escenario en el que el editor o el autor original de este trabajo pueda ser considerado de alguna manera responsable de cualquier dificultad o daño que pueda ocurrirles después de emprender la información aquí descrita.

Además, la información de las siguientes páginas tiene un propósito exclusivamente informativo y, por lo tanto, debe considerarse como universal. Como corresponde a su naturaleza, se presenta sin garantía en cuanto a su prolongada validez o calidad provisional. Las marcas comerciales que se mencionan se realizan sin consentimiento escrito y no pueden considerarse de ninguna manera como un aval del titular de la marca.

Introducción

Felicitaciones por descargar Ayuno *intermitente para mujeres: Quemar grasa en menos de 30 días con una seria pérdida de peso permanente de una manera científica muy simple, saludable y fácil, comer más comida y perder más peso.* Gracias por hacerlo. El ayuno intermitente se ha practicado en todo el mundo desde hace miles de años, así que, independientemente del motivo por el que hayas decidido probar esta dieta, ten la seguridad de que estás en buena compañía.

Sin embargo, el hecho de que el camino esté bien transitado no facilita su seguimiento, especialmente si no siempre usted tiene el control en lo que respecta a la alimentación, por lo que este libro le proporcionará todo lo que necesita para empezar de la manera más efectiva posible. En primer lugar, aprenderá los fundamentos del ayuno intermitente, la historia del proceso y cómo empezar con éxito. A continuación, aprenderá acerca de las preocupaciones únicas a las que las mujeres deben estar atentas cuando practican el ayuno intermitente, así como lo que usted puede hacer para mitigarlas lo más completamente posible.

A partir de ahí, aprenderá todo sobre varios tipos de ayuno intermitente, incluyendo el método 4:3 o 5:2, el método de comer-para-comer, el método Leangains, el método de pérdida de grasa para siempre y el método de ayuno alternativo. Encontrará los pros y los contras de cada uno de ellos, así como la forma de dar a cada uno un trato justo para ver qué tipos de ayuno funcionan mejor para usted. Luego aprenderá cómo agregar ejercicio a su plan de ayuno intermitente y cómo asegurarse de no tener que sacrificar el tono y la definición solo por estar en ayunas. Por último, encontrará una variedad de consejos para asegurarse de pasar por la fase de transición y crear nuevos hábitos a largo plazo tan fácilmente como sea posible.

Los siguientes capítulos tratarán sobre

Hay muchos libros sobre este tema en el mercado, ¡gracias de nuevo por elegir este! Se ha hecho todo lo posible para asegurar que esté lleno de tanta información útil como sea posible, ¡por favor disfrútelo!

Capítulo 1: Conceptos básicos sobre el ayuno

La práctica del ayuno intermitente ha existido durante innumerables siglos y se ha utilizado para casi tantos propósitos diferentes. Sin embargo, la razón por la que la mayoría de las personas han escuchado sobre la práctica en estos días es gracias a su capacidad comprobada para ayudar a quienes lo practican a perder peso y mantenerse a largo plazo, al mismo tiempo que se sienten más enérgicos que en años.

¿La mejor parte? Entrar en el estilo de vida de ayuno intermitente no requiere que renuncies a los alimentos que amas o que incluso comas menos calorías por comida. De hecho, el tipo de ayuno intermitente más comúnmente utilizado hace posible que quienes lo practican se salten el desayuno antes de comer dos comidas más tarde en el día. Este tipo de cambio de estilo de vida es ideal para aquellos que tienen problemas para seguir un plan de dieta más estricto, ya que no se necesita mucho cambio para empezar a ver resultados serios, en lugar de verse obligados a cambiar todo de una vez. De hecho, esto es lo que hace que el ayuno intermitente sea una gran opción tanto a largo como a corto plazo, ya que es lo suficientemente fácil de iniciar y mantener a largo plazo y también lo suficientemente eficaz para generar resultados continuos, de modo que quienes lo practican se sienten motivados a mantener su buen trabajo.

La razón por la que el ayuno intermitente tiene tanto éxito se debe a la verdad incontrovertible de que su cuerpo se comporta de forma diferente cuando está en estado de alimentación que cuando está en estado de ayuno. Un estado de alimentación es cualquier período de tiempo en el que su cuerpo está absorbiendo actualmente los nutrientes de los alimentos mientras los digiere. Este estado comienza unos cinco minutos después de haber terminado la comida y se mantendrá durante un máximo de cinco horas, dependiendo del tipo de comida y de lo difícil que sea para su cuerpo descomponerla en energía. Mientras su cuerpo está en este estado, produce constantemente insulina, lo que hace que sea mucho más difícil quemar grasa que cuando la producción de insulina no se produce.

El siguiente estado ocurre directamente después de la digestión antes de que se haya producido el estado de ayuno. Se conoce como el período de amortiguación y luego durará entre ocho y 12 horas, según lo que haya comido por última vez y la química corporal personal. Solo durante este estado, una vez que sus niveles de insulina hayan vuelto a la normalidad, su cuerpo será capaz de quemar grasa con la máxima eficiencia. Debido a la cantidad de tiempo que se requiere para alcanzar un verdadero estado de ayuno, muchas personas nunca sienten sus efectos completos ya que raramente pasan ocho horas sin comer, mucho menos 12. Esto no significa que hacer la transición sea imposible, sin embargo, todo lo que necesita hacer es asegurarse de que aprovecha este estado natural como una forma de romper el hábito de los tres cuadrados al día.

Una práctica histórica

Como tradición, el ayuno intermitente es aún más antiguo que la palabra escrita. Si bien usarlo principalmente como un medio para perder peso puede considerarse un fenómeno relativamente nuevo, tiene una larga historia de uso para cosas como la comunicación divina, la prevención de enfermedades, la mejora de la concentración, la reducción de los signos del envejecimiento y más. El ayuno ha sido utilizado por prácticamente todas las religiones y culturas desde la invención de la agricultura.

Hipócrates, tal vez el padre fundador de la medicina moderna practicaba su oficio alrededor del año 400 a.C. y uno de los tratamientos más comúnmente prescritos era el de ayunar regularmente y beber vinagre de sidra de manzana. Él creía (con razón) que comer quita recursos esenciales a través del proceso digestivo que de otra manera el cuerpo podría utilizar para procesos más productivos también. Esta idea surgió porque Hipócrates estudió la inclinación natural de todos los mamíferos a ignorar la comida mientras están enfermos.

Paracelso, contemporáneo de Hipócrates y creador del estudio de la toxicología se sintió de la misma manera, llegando a referirse al proceso de ayuno como el "médico interior" por todo el potencial de bien que puede hacer en el cuerpo humano. Este inquilino fue luego ampliado aún más por nada menos que Benjamín Franklin, quien creía que el ayuno intermitente era una de las mejores maneras de curar una serie de dolencias comunes.

Prácticas religiosas: El ayuno de un tipo u otro siempre ha sido visto por algunos como una práctica espiritual, lo cual es probablemente la razón por la que es un inquilino importante para las religiones de todo el mundo. Todos, desde Buda hasta Mahoma y Jesucristo, eran conocidos por predicar los beneficios del ayuno en un horario regular. La idea aquí es que el objetivo de la práctica es purificar el yo físico o espiritual, probablemente debido al aumento de la claridad mental que el proceso proporciona, con una pizca de su poder de curación lanzado en buena medida. De hecho, muchos budistas comen regularmente por la mañana y luego ayunan hasta la mañana del día siguiente para sentirse aún más cerca de su fe. Los ayunos de agua que se alargan cada vez más a medida que el practicante envejece también son bastante comunes.

Cuando se trata del cristianismo, numerosas sectas diferentes ayunan durante períodos de tiempo estrictos por razones similares. El ejemplo más extremo de esto es quizás el de los cristianos ortodoxos griegos que ayunan hasta 200 días al año. Es importante tener en cuenta que la dieta mediterránea, que dio a conocer cuán saludables son las personas en esa región, basó gran parte de su investigación en Creta, que es en gran parte ortodoxa griega. Como tal, es muy probable que el ayuno intermitente también sea una parte natural de esta dieta.

En la rama más grande del cristianismo, el catolicismo romano, el ayuno es tradicional observado en varios puntos clave a lo largo del año y se practica generalmente comiendo una comida grande en el medio del día, así como dos comidas más pequeñas a una hora cercana a la primera comida. Esto se observa más comúnmente el Miércoles de Ceniza, que incluye no comer carne, y todos los viernes del mes de Cuaresma. Aunque no es obligatorio, lo solicitan los mayores de 18 años y los menores de 59 años. Esta práctica, tal y como se sigue hoy en día, es mucho menos estricta de lo que era antes de 1956.

Además de estos días, se espera que los católicos romanos sigan el evento conocido con el nombre de ayuno eucarístico. Este es el ayuno que se supone que tiene lugar 60 minutos antes del momento en que el practicante sabe que va a tomar la misa. Este horario se extendía entre las 12 de la mañana y la hora de la misa del sábado, pero se acortó hasta el punto de que no proporciona ningún beneficio real, excepto el acostumbrar al cuerpo a no comer.

En la fe Bahai, los practicantes realizan el ayuno cada día durante 12 horas durante el mes de marzo y se abstienen de líquidos además de alimentos. Se espera que todas las personas en la fe entre las edades de 15 y 70 años participen si sienten que pueden hacerlo correctamente. El ayuno también se considera regularmente como parte de la fe musulmana durante el Ramadán. Esta es una velocidad similar a la de la luz del día que incluso excluye el agua. El profeta Mahoma también era conocido por fomentar el ayuno regular e intermitente.

El ayuno es también una parte importante de la religión hindú, ya que pide a sus seguidores que observen varios tipos diferentes de ayuno basados en las costumbres locales y en las creencias de las personas. Es común que muchos hindúes ayunen ciertos días de cada mes, incluyendo Purnima, Pradosha o Ekadasi. Además, los días individuales de la semana también se dedican al ayuno basado en la deidad a la que se dedica el practicante. Los que adoran a Shiva suelen ayunar los lunes, los seguidores de Vishnu tienden a ayunar los jueves y los seguidores de Ayyappa suelen ayunar los sábados.

El ayuno es también una parte común de la vida en la India, donde ayunan regularmente en días específicos. En muchas partes del país, ayunan los martes con respecto a la diosa Mariamman, una de las formas de la diosa Shakti o Lord Hanuman. Este es un líquido solo rápido para el día, aunque algunos seguidores también consumirán fruta.

Beneficios del ayuno intermitente

El estado de ayuno es ideal cuando se trata de perder peso y construir músculo, pero estos son solo dos de los principales beneficios del ayuno intermitente. Uno de los beneficios más inesperados para muchas personas es la cantidad de tiempo que terminará ahorrando cuando de repente no tenga que preocuparse por comer una comida entera, especialmente si toma la ruta tradicional y deja de desayunar, liberando un tiempo crucial en lo que suele ser la parte más agitada del día para muchas personas. En líneas similares, también encontrará que tiene dinero extra en su presupuesto de alimentos, ya que los alimentos para el desayuno son a menudo algunos de los más caros también. Es probable que la diferencia sea notable, incluso si usted come un poco más durante el resto del día también.

Si bien la idea de renunciar a una comida completa todos los días puede parecer impensable ahora, con la práctica se sorprenderá de lo manejable que será. Sin duda, también valdrá la pena porque, además de asegurar que haya tiempo extra en su día y dinero extra en su cuenta bancaria, puede ayudarle literalmente a vivir una vida más larga y saludable. De hecho, los estudios muestran que cuando pasan tiempo extra en el estado de ayuno, su cuerpo desvía esa energía a sus sistemas centrales de supervivencia de la misma manera que lo haría cuando se mueren de hambre. Mientras que su cuerpo podría verlos como iguales a corto plazo, el hecho es que los dos estados son extremadamente diferentes, lo que significa que el resultado final es que su cuerpo termina rejuvenecido por el proceso en lugar de ser sostenido.

Específicamente, si usted pasa un período prolongado de tiempo en ayunas, reducirá en gran medida su riesgo de accidente cerebrovascular junto con su riesgo de una amplia variedad de problemas cardiovascular. También se ha demostrado que disminuye los efectos de la quimioterapia en los pacientes con cáncer. Además, estos beneficios para la salud no tardan meses o años en aparecer, sino que empiezan a aparecer tan pronto como se adquiere el hábito del ayuno intermitente y se reduce la ingesta calórica general en más de un 15 por ciento. Aún más, los beneficios se materializan en forma de mejoras en la función de los órganos reproductivos y los riñones, la presión arterial, la resistencia a la oxidación y la tolerancia a la glucosa.

Si bien no es claro por qué omitir algunas comidas, cada día conduce a beneficios tan dramáticos, lo que los científicos han determinado es que está relacionado con la reducción del estrés repetitivo que el cuerpo experimenta mientras ayuna en lugar de comer Tres comidas grandes al día. Por eso también mejora la salud del tracto digestivo y de muchos órganos importantes. Incluso da un impulso a las mitocondrias de su cuerpo, asegurándose de que utilizan la energía disponible de la manera más eficiente posible. Esto, a su vez, tiene el efecto beneficioso añadido de disminuir las probabilidades de que se produzcan daños por oxidación en cualquier parte del sistema.

Los beneficios para la salud del cuerpo son lo suficientemente notables como para que tanto el ayuno en días alternos como muchas formas de ayuno intermitente sean una forma médicamente aprobada de disminuir el riesgo de desarrollar diabetes tipo 2 para aquellos que ya están experimentando los síntomas de la prediabetes. Ahora bien, este beneficio puede ciertamente ser negado, por lo que es importante no utilizar el hecho de que usted está ayunando como una excusa para comer todo y cualquier cosa que desee, todavía se requerirá algún autocontrol. Esta es la razón por la cual la mejor opción es no tratar su ayuno como una gran hazaña, sino actuar como si fuera una parte normal de su rutina.

Para comprender cuán efectivo puede ser el ayuno intermitente, considere un experimento que se realizó en células de levadura que encontró que cuando la levadura fue privada de alimento sus células comenzaron a dividirse más lentamente en respuesta. Cuando se aplica a sus células, lo que esto significa es que mientras están en ayunas, cada una de sus células literalmente vive más tiempo de lo que de otra manera sería el caso gracias a esta escasez artificial.

Si bien la lista anterior de beneficios para la salud debería ser suficiente para al menos hacer que la mayoría de las personas piensen dos veces sobre el ayuno intermitente antes de descartarlo por completo, una vez que comienzan, muchas personas se sorprenden al descubrir que una de las cosas que más disfrutan del proceso de ayuno intermitente es el hecho de que es una adición tan simple pero productiva a su día. De hecho, es tan fácil de usar que, en un estudio de más de 30 libras de sobrepeso, se encontró que más participantes pudieron adherirse a un plan de ayuno intermitente que cualquier otro en un período de tres meses.

Además, mientras practicaban el ayuno intermitente, este grupo de individuos vio la misma cantidad general de pérdida de peso que cualquier otro. Sin embargo, quizás lo más alentador de todo es que un año después de que el estudio se había completado, más de los que habían estado en ayuno intermitente seguían con él en comparación con los otros y habían perdido unilateralmente la mayor parte del peso en general.

Cómo empezar

Con tantos beneficios que existen, es comprensible que esté ansioso por comenzar por sí mismo. Sin embargo, para asegurarse de que puede seguir con la práctica del ayuno intermitente a largo plazo, hay algunas pautas que debe tener en cuenta.

Quema más de lo que comes: Aunque la idea de que usted necesita quemar más calorías de las que consume está lejos de ser revolucionaria, es especialmente importante tenerla en cuenta mientras está ayunando de forma intermitente, ya que puede ser mucho más fácil comer en exceso después del ayuno que de otra forma, especialmente cuando todavía se está acostumbrando al proceso. Si se da por vencido, puede ser fácil dejar de lado todo su trabajo duro para el día con solo unas pocas mordidas fuera de lugar.

Hay 3.500 calorías en una libra, lo que significa que cada semana usted necesita quemar un mínimo de 3.500 calorías en comparación con lo que consume si desea mantener su pérdida de peso de forma regular. Mientras que usted puede experimentar un período en el que está perdiendo más que eso a medida que su cuerpo se ajusta al nuevo estilo de alimentación, una libra constante a la semana es la cantidad ideal ya que cualquier cosa más que eso es insostenible a largo plazo sin poner eventualmente su salud en riesgo.

Siempre mantenga el control: Para utilizar el ayuno intermitente de forma eficaz, es vital que tenga una relación adecuada con los alimentos desde el principio. Si usted es el tipo de persona que siente que ciertos alimentos, especialmente sus alimentos favoritos, tienen un tirón sobre ellos y su fuerza de voluntad se va por la ventana en el lugar de ellos, entonces puede tener dificultades para comenzar con el ayuno intermitente. Recuerde, es vital que tenga la fuerza de voluntad para pasar un mínimo de 12 horas sin comer ya que cualquier ingesta calórica va a ser suficiente para empezar a generar insulina y así reajustar el reloj. Usted necesita ser capaz de reducir 500 calorías de su dieta, por día, con el fin de perder una libra a la semana.

Recomendación: Descargue la aplicación "myfitnesspal" a su smartphone, le ayudará a estimar cuántas calorías debe consumir cada día, podrá añadir y registrar recetas desde la web.

Aunque asegurarse de no comer demasiado es una parte vital del proceso, es solo la mitad de la batalla, ya que la otra mitad es asegurarse de no dejarse pasar demasiado tiempo sin comer. Si tiene la intención de hacer del ayuno intermitente una parte de su vida a largo plazo, entonces es vital que aprenda cómo agregarlo a su vida de manera saludable, ya que ir lejos en una dirección u otra solo conducirá a falla y problemas de salud potencialmente graves.

Siga con ello: Cuando se trata de usar el ayuno intermitente con regularidad, es importante encontrar la variación que funcione mejor para usted y luego establecerse en una rutina a largo plazo en lugar de comenzar y detenerse regularmente. Si bien está seguro de ver algunos resultados de inmediato, su cuerpo tardará aproximadamente un mes en adaptarse por completo al proceso, lo que significa que debe comprometerse con la causa y el paciente, así como no pasará nada durante la noche. Si bien es cierto que se encuentra extremadamente hambriento, al principio, después de que su cuerpo haya aprendido cuándo puede empezar a esperar calorías, encontrará que su hambre vuelve más o menos a la normalidad. Además, un mes debería ser suficiente para empezar a ver resultados físicos también, lo cual debería ser suficiente para amortiguar su fortaleza mental aún más.

Por otra parte, si usted cambia rápidamente entre los métodos de ayuno intermitente, o solo lo utiliza para ráfagas cortas de vez en cuando, entonces en lugar de mejorar la capacidad de su cuerpo para perder peso de forma natural, mientras que también la construcción de músculo, en su lugar se encuentra difícil de mucho de cualquier cosa con eficacia, ya que su cuerpo estará en un estado constante de confusión. Por lo tanto, toda pérdida de peso cesará al tratar de aferrarse a cada caloría posible hasta que pueda averiguar qué es lo que está pasando en el mundo. Si realmente espera ver los tipos de resultados que está buscando, entonces la mejor manera de asegurarse de que esto sea así es encontrar un horario de comidas que funcione para usted y luego seguirlo.

Hable con un profesional de la salud: Si bien es cierto que el ayuno intermitente ayuda a las personas a perder peso y a desarrollar músculo, además de una serie de otros beneficios, esto no significa que sea automáticamente para todos o que no venga acompañado de algunos efectos secundarios también. Para empezar, cuando hace la primera transición a un estilo de vida en ayunas intermitente, es probable que experimente diarrea, estreñimiento o episodios de ambos durante las primeras dos semanas más o menos a medida que su cuerpo se adapta a sus nuevos hábitos.

Además, es importante tener mucho cuidado de no dejarse llevar por el atracón después de terminar el ayuno, ya que esto también puede provocar daños internos. Independientemente de cuán saludable planee estar; sin embargo, es importante que hable de sus planes con un dietista o profesional de la salud para asegurarse de que no termine accidentalmente haciéndose más daño que bien.

Capítulo 2: Las mujeres y el ayuno intermitente

Aunque el ayuno intermitente es beneficioso tanto para los hombres como para las mujeres, los cuerpos de los hombres aceptan la transición más fácilmente que los de las mujeres. Como tal, como mujer, si usted espera hacer del ayuno intermitente una parte saludable de su estilo de vida, entonces hay algunas cosas adicionales que debe tener en cuenta.

Muchas mujeres que han intentado el ayuno intermitente reconocen sus numerosos beneficios. Estos incluyen la reducción del riesgo de enfermedades cardíacas, la obtención de músculo magro, los niveles recomendados de azúcar en la sangre, la reducción del riesgo de enfermedades crónicas como el cáncer y muchos otros. Sin embargo, junto con lo bueno vienen los cambios hormonales dentro de sus cuerpos que traen consigo algunos otros cambios a un estilo de vida activo.

Deficiencia nutricional: Al adoptar un estilo de vida en ayunas intermitente, lo primero que las mujeres deben tener en cuenta es que la fase de transición probablemente interrumpirá el ciclo natural de fertilidad del cuerpo. Se trata de un mecanismo defensivo que solo se descarta cuando se reanuda un nivel adecuado de ingesta nutricional. Mientras que el ayuno puede afectar sus hormonas, el ayuno intermitente apoya el equilibrio hormonal adecuado que conduce a un cuerpo saludable y a la pérdida de peso de la manera correcta una vez que el cuerpo se ajusta a la nueva forma de comer.

Desafíos adicionales: Aunque no es algo que vaya a afectar a todo el mundo, algunas mujeres que practican regularmente el ayuno intermitente ven problemas como alteraciones metabólicas, menopausia de inicio temprano y ausencia de períodos. Además, si usted encuentra que su cuerpo está experimentando problemas hormonales prolongados, esto podría conducir finalmente a una piel pálida, pérdida de cabello, acné, disminución de la energía y otros problemas similares. Siempre y cuando no lleve su ayuno al extremo, entonces después del primer mes más o menos no debe esperar ver ninguno de estos problemas.

La razón por la que se producen estos desequilibrios hormonales es que las mujeres son extremadamente sensibles a lo que se conoce como señales de hambre. Como tal, cuando el cuerpo de una mujer siente que no está recibiendo suficientes nutrientes vitales,
produce una cantidad extrema de leptina y grelina de la hormona para aumentar el deseo de la mujer de comer. Como tal, si usted encuentra que está absolutamente hambriento cuando llega

al final de su fase de ayuno, entonces esto bien podría ser la razón del por qué.

La razón por la que las mujeres son mucho más susceptibles a este problema que los hombres se basa en gran medida en una proteína llamada kisspeptina que es utilizada por las neuronas para ayudar en la comunicación. También es extremadamente sensible a la grelina, leptina e insulina y está presente en cantidades mucho mayores en las mujeres que en los hombres.

Cuando el cuerpo produce hormonas excesivas que le inducen a comer, es probable que las ignore. Aparentemente, muchas mujeres ignoran estas señales de hambre, por lo que las señales se vuelven aún más intensas. El problema es que incluso estas señales fuertes son ignoradas, y esto puede llevar a un atracón que puede llevar a la creación de un ciclo que hace poco para asegurar que su cuerpo reciba los nutrientes vitales que necesita, mientras que le hace daño en más de un sentido. Si los hábitos negativos persisten durante demasiado tiempo, es posible que esto pueda hacer que sus hormonas se desvíen permanentemente.

Preocupaciones sobre el metabolismo: Su metabolismo está íntimamente ligado a su salud, lo que significa que, si usted está experimentando desafíos fisiológicos o físicos, entonces su salud también podría estar en riesgo. Afortunadamente, mantener una dieta saludable mientras se hace ejercicio, se ejercita y se ayuna regularmente puede ayudar a resolver este tipo de desafíos de salud. Con el tiempo, se ha demostrado que el ayuno intermitente ayuda a equilibrar las hormonas, lo que significa que solo tienes que ser consciente del problema y sobrellevarlo mientras tu cuerpo se ajusta a tus nuevos hábitos.

Preocupaciones por las proteínas: Las mujeres tienden a consumir menos proteínas en comparación con los hombres. De esto se deduce que las mujeres en ayunas consumen incluso menos proteínas. Menos consumo de proteínas resulta en menos aminoácidos en el cuerpo. Los aminoácidos son esenciales para la síntesis del factor de crecimiento similar a la insulina en el hígado que activa los receptores de estrógenos. El factor de crecimiento IGF-1 hace que el revestimiento de la pared uterina se engrose, así como la progresión del ciclo reproductivo.

Una ingesta prolongada baja en proteínas también puede afectar sus niveles de estrógeno, lo que también puede afectar su función metabólica y viceversa. Esto puede afectar potencialmente su humor, digestión, cognición, formación de huesos y más. Incluso puede afectar al cerebro, ya que el estrógeno es necesario para estimular las neuronas responsables de detener la producción de los químicos que regulan el apetito. Esencialmente, en cualquier momento en que sus niveles de estrógeno caigan notablemente, es probable que termine sintiendo más hambre de la que tendría de otra manera.

Guía de inicio de ayuno intermitente ideal para mujeres

Como se mencionó anteriormente, las mujeres son naturalmente más sensibles a los sentimientos de hambre que los hombres, razón por la cual muchas mujeres encuentran que el ayuno puede ser un desafío. Por suerte, existe una variación del ayuno intermitente que ha sido diseñada para que las mujeres se incorporen más fácilmente a un estilo de vida de ayuno intermitente. Se conoce como ayuno de Crescendo y para seguirlo, basta con comenzar con un ayuno tres días a la semana en días no consecutivos.

Descubrirá que aún ve muchos de los beneficios generales del ayuno intermitente, sin someterse al potencial desequilibrio hormonal. Este enfoque es mucho más suave para el cuerpo durante el período de transición y puede ayudarle a adaptarse al ayuno lo más rápidamente posible. Si todavía tiene problemas, puede empezar su día con unas

250 calorías antes de continuar su ayuno de forma normal.

Beneficios: Los beneficios de este estilo de ayuno intermitente están en línea con lo que las versiones más rigurosas presumen e incluyen:

- Se gana energía
- Mejora en los marcadores inflamatorios
- Pérdida de peso y grasa corporal
- No hay desafíos hormonales

Reglas de ayuno de Crescendo: En primer lugar, es importante que no ayune más de tres días a la semana durante el primer mes y que nunca ayune durante más de 24 horas seguidas. Durante estos períodos de ayuno, usted va a querer ayunar entre 12 y 16 horas, es muy importante que nunca exceda más de 16 horas de ayuno a la vez si puede evitarlo. En los días en que haces el ayuno, aún querrás hacer ejercicio, simplemente haz algo ligero o espera hasta que hayas roto el ayuno para comenzar.

Mientras esté en ayunas, se le permite consumir agua, café y té siempre y cuando no añada nada con calorías. Si usted sabe que va a estar presionando contra el límite de 16 horas, entonces puede agregar un poco de aceite de coco y mantequilla alimentada con pasto a su café. Este enfoque del ayuno le dice a su cuerpo que es hora de que las células quemen la grasa para obtener energía y limpiar la casa. El ayuno en Crescendo es un cambio de juego para las mujeres. Además, aumentará su fertilidad y su atractivo. Dentro de un par de semanas, notará los siguientes beneficios;

- Piel radiante
- Libido saludable
- Cabello brillante
- Un comportamiento enérgico
- Peso corporal adecuado

Si usted tiene más de 40 años, o tiene más de unas cuantas libras de sobrepeso, entonces podría considerar agregar colágeno alimentado con pasto a su café en sus días de ayuno. El colágeno puede reajustar sus niveles de leptina, lo que ayudará a combatir el hambre. Durante los días de ayuno es importante mantener al mínimo tanto los niveles de fructosa como los de azúcares, ya que esto ayudará a optimizar los niveles de leptina en el cuerpo. También puede añadirlo al agua caliente simple si no prefiere el café o el té.

Capítulo 3: 4:3 y 5:2 Ayuno

El estilo de ayuno 4:3 y 5:2 es bastante similar al estilo de ayuno del Crescendo, excepto por el hecho de que las necesidades calóricas son más estrictas en todos los casos. Y = El objetivo de ingesta calórica de referencia para el que debe disparar durante cuatro o cinco días de la semana será de 2.000, y en los días restantes, solo consumirá entre 500 y 600 calorías. Esta es la dieta favorita de la actriz Jennifer Aniston. El objetivo aquí es asegurar que no se sienta privado en los días en que esté libre para comer como quiera, mientras que al mismo tiempo se asegura de que no haga nada que pueda causar que se exceda y arruine todo su trabajo duro.

Los estudios que rodean este tipo de ayuno intermitente muestran que es probable que aumente la resistencia a la insulina para las personas con diabetes, reduzca el riesgo de arritmia cardíaca, reduzca los sofocos y alivie tanto las alergias estacionales como el asma. Además, un estudio de 12 semanas de duración de los que utilizaron el método 4:3 reveló que el practicante promedio vio una reducción de la masa grasa de 3.5 kg sin impacto negativo en la masa muscular y una reducción del peso corporal general de 5 kg que vino acompañada de una reducción de 20 por ciento en los triglicéridos y niveles generales más bajos de presión arterial.

Tal vez lo más impresionante es que los que siguen este tipo de ayuno intermitente tienden a ver niveles de leptina hasta un 40 por ciento más bajos de lo normal. Además, vieron niveles reducidos de PCR, que es un fabricante que indica los niveles generales de inflamación en el cuerpo.

4:3 contra 5:2
El plan 4:3 es naturalmente más restrictivo que el plan 5:2 simplemente porque le permite comer

menos en general durante la semana. Como tal, necesitará limitar la cantidad de alimentos procesados, refinados o azucarados que consuma en los días en que consuma una comida completa porque es probable que su cuerpo tenga antojos de estas cosas, al menos hasta que los haya purgado completamente de su dieta.

Al igual que con todos los tipos de ayuno intermitente, es extremadamente importante evitar el exceso en los días que come libremente, ya que es extremadamente fácil comer 500 to 600 calorías sin siquiera darse cuenta. Sin embargo, si continúa así, eventualmente podrá entrenar a su cuerpo a esperar una dieta que esté más bien estructurada para asegurar que no sienta tanta hambre en sus días de ayuno. Piensa cuidadosamente en los alimentos que comes en estos días ya que 500 calorías pueden ser un puñado de Oreos o un filete de pescado ligeramente sazonado y uno te ayudará a pasar con mucha más facilidad que el otro.

El plan 4:3 también recomienda que se salte el desayuno y se mida su peso diariamente. Sin embargo, para aquellos cuyo peso tiende a fluctuar más que el promedio, esto no es recomendable, ya que puede ser descorazonador sin que realmente se demuestre mucho de una manera u otra. Si insiste en seguir este camino, entonces tendrá que asegurarse de anotar su peso todos los días y luego promediarlo al final de la semana para tener una verdadera idea de dónde se encuentra actualmente.

Consejos para el éxito

Mezcle y combine los horarios de las comidas: Es probable que haya estado comiendo a la misma hora cada día (más o menos) durante tanto tiempo en este punto que ni siquiera piense en mezclar las cosas de alguna manera. Sin embargo, no es que esté cambiando su horario de alimentación general, solo tiene sentido reevaluar cuáles son realmente los mejores momentos para comer para usted. En los días en los que solo puede comer entre 500 y 600 calorías, es probable que quiera esperar el mayor tiempo posible antes de hacer su primera comida, ya que de todas formas es probable que tenga menos hambre por la mañana.

Asimismo, en lugar de comer tres bocadillos de 200 calorías, puede que solo quiera dividir su total a la mitad. Se sorprenderá de lo mucho más lleno que está después de 300 calorías en comparación con 200. El horario que funciona para muchas personas es de 300 calorías alrededor del mediodía y el resto alrededor de las 7 pm.

Minimiza las calorías, pero maximice el sabor: Las sopas son una gran manera de extender su ingesta calórica tanto como sea posible. Las investigaciones sobre este tipo de ayuno han demostrado que una sopa de verduras puede hacer que te sientas más lleno hasta dos horas más, en comparación con el consumo del mismo número de calorías solo a través de las verduras. Además, con una sopa puedes volverte loco con los condimentos, siempre que no incluyan carbohidratos, lo que puede ayudar a engañar a tu cuerpo para que asuma que ha consumido algo más sustancial que 300 calorías de sopa. Una buena compensación alimenticia para estos días son dos comidas compuestas principalmente de vegetales con una pequeña porción de proteína como tofu, carne magra, huevos o pescado.

Mantenga la variedad: Cuando planifique sus comidas de 500 y 600 calorías, es importante que trate de utilizar el mayor número posible de productos de temporada, ya que esto ayudará a garantizar que su dieta mantenga una cantidad constante de variedad y le ayudará a mantenerse sano. Durante los meses de invierno, las chirivías y la calabaza son una gran opción, especialmente asadas o en una sopa con un poco de queso fetta. Si tiene ganas de probar el sabor, puede probar algunos pimientos (rojos o verdes) cortados a la mitad y rellenos con queso crema de atún o huevos y luego a la parrilla.

Entre los alimentos adicionales para el día de ayuno que seguramente disfrutará se incluyen cosas como yogur natural con bayas, pescado a la parrilla, sopa de miso, sopa de tomate, coliflor y huevos rellenos. Cuando se trata de bebidas, usted va a querer atenerse exclusivamente al café negro, al té y al agua. El café y el té son ambos supresores naturales del apetito y también son diuréticos. Si usted lleva un estilo de vida ocupado, entonces puede hacer trampa con algo ya empaquetado de vez en cuando, pero debe hacer todo lo posible para mantenerse alejado de ellos de manera más regular.

Ejemplo de plan de comidas

Desayuno: Sáltatelo. Si usted disfruta de una comida matutina, entonces tendrá que eliminar la merienda durante el día. También puede saltarse el almuerzo en su lugar.

Almuerzo: Sopa de lentejas, cerezas o pollo con un pequeño snack como una mandarina.

Cena: Una pequeña porción de pescado o filete de pollo a la parrilla con una ensalada con jugo de limón y condimentos como aderezo.

Merienda: Palitos de zanahoria para llenar el resto de sus calorías.

Capítulo 4: Comer - Dejar de comer - Ayunar

Con este tipo de ayuno intermitente, usted puede ayunar normalmente 5 días a la semana antes de ayunar hasta 24 horas los demás días de la semana. Es importante que las mujeres solo rocíen este tipo de ayuno más extremo con un tipo de ayuno más moderado, ya que puede causar desequilibrios hormonales si se utiliza con regularidad.

Cuando esté ayunando, querrá limitarse a la goma de mascar, agua, café, té y refrescos de dieta. También se le permiten pequeñas cantidades de jugo de arándano sin azúcar. También puede consumir caldo de hueso con moderación, siempre y cuando lo extienda a lo largo del día. Las paletas heladas son otra forma útil de ayudar a combatir los dolores del hambre también. En los días en que se come, se puede comer más o menos lo que se quiera, suponiendo que no se utilice esto como una excusa para arruinar todo el trabajo duro. Debe hacer un esfuerzo para comer tantas frutas y verduras frescas como sea posible durante este tiempo para asegurarse de que su cuerpo está recibiendo suficientes nutrientes para que usted también pueda pasar por sus días de ayuno.

Además, usted va a querer aumentar su consumo diario de proteínas a alrededor de 200 gramos de proteína por día, especialmente si está planeando continuar con el ejercicio mientras ayuna. Esto equivale a unos 50 gramos cada tres o cuatro horas, lo que significa que es probable que desee invertir en una proteína en polvo de alta calidad para asegurarse de que puede alcanzar este objetivo. Si siente que todavía no está perdiendo peso de manera confiable después de practicar algún tipo de ayuno intermitente durante al menos un mes, entonces es posible que deba eliminar más carbohidratos de su dieta.

Sin lugar a dudas, este es definitivamente uno de los tipos más extremos de ayuno intermitente y la simple verdad es que pasar 24 horas sin comer simplemente no será para todos. Usted sabrá que debe buscar en otra parte las opciones de ayuno intermitente si no puede sobrevivir a un ayuno de 24 horas sin experimentar dolores de cabeza y mareos durante períodos prolongados, incluso después de que su cuerpo se haya adaptado de otra manera al estilo de vida de ayuno intermitente. Dicho esto, los beneficios de este método de ayuno intermitente son innegables y ofrece la libertad de alterar cuando se está ayunando en función de la necesidad. Sin embargo, haga lo que haga, es importante no ayunar nunca durante dos días consecutivos y nunca más de dos días en una sola semana.

Mantenga su hidratación: Aunque este método de ayuno intermitente es extremadamente estricto, es vital que usted permanezca hidratado durante este tiempo para asegurarse de que realmente no termine haciendo más daño que bien. Esto es importante ya que no solo le permitirá lidiar más fácilmente con la falta de alimentos, sino que también lo ayudará a mantenerse hidratado, ya que estar en ayunas es deshidratante de forma natural.

Sugerencias adicionales: Al utilizar esta o cualquiera de las otras formas más extremas de ayuno intermitente es vital que mantenga su autocontrol cuando rompa su ayuno por primera vez, ya que ir de cero a 60 con su consumo de alimentos podría dañar potencialmente su cuerpo y su ayuno terminará haciendo más daño que bien. Si usted cae en un ciclo de atracones y purgas, entonces su sistema probablemente terminará en estragos y usted puede realmente terminar ganando peso sin importar lo poco que esté comiendo en realidad. Como tal, es importante echar un vistazo a tu interior y ser honesto con usted mismo cuando se trata de considerar tu nivel general de autocontrol. Si usted tiene algo menos que una voluntad de hierro cuando se trata de alimentos, entonces este podría no ser el tipo de ayuno intermitente para usted.

En esos días en los que no esté ayunando, querrá darle más fuerza al entrenamiento con pesas estilo resistencia para aumentar aún más sus resultados generales. En los días de ayuno vas a querer tomártelo con calma, ya que, si se atrasa, vas a terminar pagando por ello durante bastante tiempo. Esto significa que va a querer agregar algo de yoga o cardio ligero, pero cualquier otra cosa es pedirle problemas. Recuerde, forzarse a través de un entrenamiento duro en sus días de ayuno no es una hazaña de resistencia que va a ser recompensada, es esencialmente autoflagelación y todo lo que va a hacer es quemar la poca energía que su cuerpo estaba colgando. para continuar, haciendo que el resto de tu ayuno sea mucho más difícil en el proceso.

Durante los primeros días de su experiencia con este tipo de ayuno intermitente, es perfectamente natural que se sienta ansioso, enfadado o fatigado mientras experimenta también dolores de cabeza y mareos. Recuerde que estos síntomas deberían desaparecer una vez que su cuerpo se acostumbre a este tipo de ayuno, si no lo deja de usar lo antes posible y además consulta a un profesional de la salud.

Capítulo 5: Ayuno Leangains

Este tipo de ayuno intermitente requiere que las mujeres ayunen todos los días durante 14 horas y luego coman una cantidad razonable durante el resto del día. Se ha demostrado que este tipo de ayuno intermitente conduce a la pérdida de peso más notable en el período de tiempo más corto. Además, los defensores de este tipo de ayuno se apresuran a señalar que es probable que usted esté dormido durante al menos la mitad del tiempo que esté ayunando, suponiendo que quiera estarlo, lo que hace que este tipo de ayuno sea mucho más manejable de lo que podría parecer a primera vista.

Durante el período de tiempo del día en el que no está en ayunas, puede interrumpir el recuento de calorías de la forma que desee, siempre y cuando siga reduciendo unas 500 calorías diarias y sea consciente de lo que come durante el resto del día. Cuando esté ayunando, querrá limitarse a lo básico, soda dietética, café negro, té y agua. Para obtener los mejores resultados para los que son o bien ya tiene sobrepeso o tiene un estilo de vida principalmente sedimentaria, eliminando la mayoría, si no todos, los carbohidratos con almidón de la dieta son también recomendable.

Al principio, puede que le resulte difícil ajustar la suma total de sus requerimientos calóricos en la ventana limitada, pero encontrará que se hace más fácil con el tiempo a medida que su cuerpo se ajusta al nuevo marco de tiempo para comer. La mayoría de las personas que siguen este tipo de plan de ayuno terminan comiendo dos comidas grandes o tres comidas de tamaño regular más juntas y se le anima a probar ambas y ver cuál funciona mejor para usted. Cualquiera que sea la dirección que usted termine tomando, es importante tener en cuenta el hecho de que la consistencia es la clave del éxito a largo plazo.

Un estudio reciente realizado por la Sociedad de la Obesidad (Obesity Society) descubrió que el momento más efectivo para ayunar será entre las 12 a.m. y las 2 p.m. De hecho, si espera hasta las 2 p.m. para tener su primera comida, encontrará que reduce sus sentimientos generales de hambre por el resto del día y al mismo tiempo se asegura de que puede quemar tanta grasa como sea posible.

De todos los diversos tipos de ayuno intermitente, lo más probable es que encuentre el que se puede adaptar más fácilmente a su horario personal, sea cual sea. Es más, siempre y cuando consigas empaquetar todas tus calorías en el tiempo indicado, no hay razón para que puedas prescindir de ellas hasta que vuelvan a aparecer las 2 de la tarde. El patrón de alimentación más común de los seguidores de este tipo de ayuno intermitente es comer a las 2 pm y luego otra vez alrededor de las 8 pm con una gran cena que luego les servirá para todo el día siguiente. Esto asegurará que pueda comer en momentos relativamente normales que puedan ajustarse a la mayoría de los horarios sin demasiado esfuerzo. De todos modos, en última instancia, es libre de romper su horario de cualquier manera que funcione para usted.

Si encuentra que le resulta difícil comenzar o mantener la forma de ayuno intermitente de Leangains, entonces puede deberse al hecho de que está trabajando muy duro para forzar un horario que no funciona naturalmente para usted. Haga un desglose de su semana promedio y vea qué período de tiempo le sería más fácil pasar sin él durante 14 horas. Una vez que encuentre este marco de tiempo, entonces querrá esforzarse por fijarlo lo más rápido posible para que la transición sea tan indolora como se puede esperar en su cuerpo.

Si usted encuentra que las últimas horas de su ayuno parecen ser una seria lucha sin importar lo que trate de hacer, entonces las probabilidades son buenas de que no esté consumiendo suficientes proteínas a lo largo del día. Usted va a querer aspirar a un mínimo de 60 gramos por día, o más si está haciendo ejercicio. Si siente que su consumo de proteínas está a punto, entonces trate de buscar algunas opciones que sean altas en grasas saludables, ya que éstas le ayudarán a mejorar también.

Este tipo de ayuno intermitente es ideal para aquellos que planean hacer ejercicio mientras ayunan, ya que significa que usted seguirá consumiendo suficientes alimentos todos los días para no tener que preocuparse realmente por contener su actual rutina de ejercicios, siempre y cuando se lo tome con calma durante el período de transición. Si planeas realmente darlo todo, entonces vas a querer trabajar para romper siempre tu ayuno con muchas verduras de hoja verde oscuro, nueces y semillas. Cuando se consumen en conjunto, se combinan para darle una inyección seria de energía y la proteína que necesitará para pasar el día. Sin embargo, puede mantener sus niveles de energía en todo momento rápido, pero si lo enfoca, entonces debería poder encontrar algo que funcione para usted sin demasiados problemas.

En términos generales, su mejor opción será romper el ayuno con una comida promedio antes de hacer ejercicio dentro de las próximas cuatro horas y luego comer otra comida más grande tan pronto como termine su entrenamiento. Durante esta comida más grande, usted querrá concentrarse en consumir suficientes carbohidratos complejos para poder mantenerse en forma durante el día siguiente. Al hacer un esfuerzo concentrado para llenar el tanque de combustible, podrá hacer que los Leangains sean parte de su vida a largo plazo.

Si no planea hacer tanto ejercicio cuando esté en el plan de ganancias Lean, entonces querrá agregar grasas saludables adicionales en lugar de proteínas. Si su objetivo es perder más de 20 libras, entonces tendrá que vigilar lo que está comiendo cuidadosamente para asegurarse de que está trayendo por lo menos .7 gramos de grasa saludable por cada libra de peso corporal para ver los mejores resultados. Sin embargo, usted debe hacer todo lo posible para evitar los carbohidratos simples, las grasas no saludables y los alimentos procesados y centrarse en las alternativas naturales siempre que sea posible.

Si planea mezclar algún ejercicio en su plan de ayuno intermitente, entonces necesitará asegurarse de correr los números para ambos tipos de días y comer de acuerdo con ello para asegurarse de no comer en exceso accidentalmente. En los días en que no planee hacer ejercicio, querrá asegurarse de mantener su pérdida de peso consumiendo el 60 por ciento de sus calorías diarias durante la primera media y el resto en la segunda comida, y cambiar esto si planea hacer ejercicio.

Capítulo 6: Tipos alternativos de ayuno intermitente

Pérdida de grasa para siempre

Este tipo de ayuno intermitente es único en el sentido de que combina varias facetas de varios planes únicos para formar algo propio, lo que es especialmente bueno es que incluso viene con un día de trampa semanal como se vería en muchas dietas más tradicionales. Para equilibrar este día de trampas, sin embargo, no se le permite consumir nada excepto el mínimo permitido durante un ayuno de 24 horas para un total de 36 horas, lo que significa que esto no va a ser un ayuno con el que quiera mantenerse a largo plazo. También se le permite una porción de vegetales de hojas verdes oscuras después de 18 horas. Durante el resto de la semana, usted sigue el programa de ayuno de Leangains.

Ayunar durante 36 horas va a poner naturalmente este tipo de ayuno fuera del alcance de todos, excepto de los ayunadores intermitentes más dedicados, e incluso entonces, es claramente una técnica avanzada ya que está empujando contra los límites de lo que una persona puede manejar con seguridad. Además, la variedad de los días significa que es probable que necesites un horario algo flexible para tener en cuenta las diferencias. Finalmente, usted va a necesitar limitar cualquier actividad agotadora durante su largo ayuno si alguna vez espera salir adelante con éxito.

Cuando llegue al final del largo ayuno, querrá evitar comer demasiado pronto, ya que será muy fácil ir por la borda si no tiene el control absoluto. Comenzar con una comida pequeña es vital para garantizar que sus procesos digestivos tengan tiempo de volver a girar antes de llegar al plato principal. Si siente que tiene dificultades para controlarse durante el ayuno, o si siente que necesita comer tanto como sea posible tan pronto como rompa el ayuno, entonces es probable que esta no sea la opción correcta para usted a largo plazo. Su objetivo al ayunar, independientemente del tipo de ayuno que sea, es encontrar una solución que siga siendo una opción saludable y sostenible a largo plazo. Parte de esto significa entender que si una parte de un plan específico termina causando que usted actúe de una manera que es incluso remotamente insalubre, entonces usted tendrá que revisarse a sí mismo o elegir un método diferente.

Dicho esto, si usted puede manejarlo, los resultados de este estilo de ayuno intermitente hacen que incluso el método Leangains palidezca en comparación. Si planeas seguir con este tipo de ayuno intermitente, entonces es vital que tengas un cuidado extra y que te asegures de que tu ingesta nutricional y calórica no caiga por debajo de lo normal. Además, antes de intentar este plan, es crucial que consulte primero a un profesional de la salud.

Ayuno alternativo

Si usted no siente que puede pasar 12 horas completas sin casi desmayarse de hambre, entonces puede encontrar el método alternativo de ayuno para ser un mejor ajuste. Con este estilo de ayuno intermitente, usted simplemente come normalmente la mitad del tiempo y luego, durante la otra mitad, reduce su consumo total a solo el 20 por ciento del total diario. Esto le permitirá generar el mismo defecto de 3.500 calorías por semana.

La desventaja de esta alternativa de ayuno es que usted no recibirá todos los beneficios que vienen con el ingreso a un estado de ayuno. Sin embargo, sigue siendo un buen lugar para empezar, ya que limitar las calorías le ayudará a empezar a adquirir el hábito de moderar su peso y restringir su dieta, a la vez que le permitirá tomar decisiones positivas adicionales con mayor facilidad en el futuro.

Si no está seguro de cuántas calorías está consumiendo en un día determinado, es importante que siempre se equivoque en el lado de consumir menos que en el de consumir más, ya que alcanzar este 20 por ciento es clave para ver los resultados de la pérdida de peso. Dicho esto, es importante determinar el número correcto de calorías para usted, ya que comer muy pocas conducirán a situaciones de desnutrición que pueden llevar a un daño corporal duradero.

Durante sus días de bajas calorías, usted querrá hacer todo lo que esté a su alcance para estirar esas calorías hasta donde puedan llegar. Una gran opción cuando se hace esto es usar un polvo de proteína, ya que los batidos de proteína son una gran manera de llenarse sin sacrificar demasiadas calorías en el proceso. Esto solo debería ser su plan para empezar, sin embargo, los alimentos naturales siempre van a ser la mejor opción a largo plazo.

Este es en realidad uno de los tipos de ayuno más populares y aquellos que no podían lidiar con una de las opciones más extremas tendían a ser capaces de adherirse a ella en comparación con otras variaciones dos a uno. Además, el promedio de pérdida de peso durante la fase de transición con este tipo de ayuno es de tres libras por semana.

Ayuno irregular
Si le gusta la idea del ayuno intermitente pero no siente que está listo para comprometerse con algo tan permanente, entonces tal vez quiera empezar simplemente con un ayuno de vez en cuando durante al menos 12 horas, solo para ver cómo es. Aunque esto no necesariamente le proporcionará la gama completa de beneficios que obtendría si se comprometiera más a fondo con el proceso, le dará una idea bastante buena de lo que puede esperar y si su cuerpo puede manejar fácilmente el proceso de estar sin comida durante ese tiempo.

La clave del éxito en este escenario será evitar pensarlo como una propuesta o bien y, en cambio, enorgullecerse del hecho de que está haciendo más que el mínimo de lo que se puede hacer en su situación actual. Cualquier cosa que se pueda hacer en orden te hace aún un poco más saludable nunca va a ser la elección equivocada. Además, cada vez que ayune lo hará un poco más fácil a medida que comience a desarrollar la determinación física y mental de retomar el proceso a largo plazo. No importa cuánto tiempo tome o si usted comienza y se detiene repetidamente antes de hacer el cambio, lo único que tiene que perder del proceso es el peso no deseado.

Capítulo 7: Ejercicio y ayuno intermitente

Mientras que el ayuno intermitente puede proporcionarle una amplia variedad de beneficios cuando se trata de una mayor pérdida de peso y un aumento de la masa muscular, si quiere realmente poner las cosas en marcha, entonces querrá asegurarse de que está haciendo ejercicio regularmente durante todo el tiempo. El tipo de ejercicio durante el ayuno dependerá en gran medida de usted y de su plan de ejercicio antes de comenzar el ayuno intermitente. También dependerá del tipo de ayuno que esté intentando y, en última instancia, de cómo responda su cuerpo a la adición de ejercicio en su proceso de ayuno.

Añadir ejercicio a su plan de ayuno intermitente

El alimento que usted come es directamente responsable de la cantidad de combustible que su cuerpo tiene para impulsarse y construir nuevos músculos mientras se ejercita. Por lo tanto, no es demasiado precipitado entender que cuando no se come, naturalmente se va a tener más dificultad para hacer ejercicio y también se verán menos resultados. No importa si está trabajando en entrenamiento de fuerza o resistencia, su cuerpo utiliza principalmente glucógeno que se extrae de los carbohidratos que come para proporcionarle la energía que necesita para hacer ejercicio con la máxima eficiencia.

Sin embargo, si sus reservas de glicógeno se están agotando, como cuando se está acercando al final de su ayuno, entonces su cuerpo va a necesitar buscar otras fuentes de energía para alimentar su rutina de ejercicios. Por lo tanto, una vez que su cuerpo se haya acostumbrado a hacerlo, descubrirá que quema hasta un 20 por ciento más de grasa si hace ejercicio justo antes de terminar su ayuno en lugar de justo antes de empezar.

Desafortunadamente, esto no es solo una buena noticia, ya que, si el glicógeno está en un suministro limitado, entonces es probable que su cuerpo queme alguna proteína además de grasa, con el fin de asegurar que su proceso corporal esté funcionando como es debido. Debido al hecho de que las proteínas también son responsables de crear músculos saludables, si no se toman las precauciones adecuadas, se podría terminar perdiendo grasa y músculo mientras se está ayunando. Esto no solo afectará a la cantidad de energía o a la tonicidad de su cuerpo, sino que también retrasará su metabolismo, lo que puede dificultar la pérdida de peso a largo plazo una vez que su cuerpo se adapte al número de calorías que está consumiendo ahora de forma regular.

Esto significa que una vez que su cuerpo se adapte a su nueva rutina, naturalmente tendrá más energía para cosas como el ejercicio, además de todas sus funciones corporales principales. Puede esperar que su cuerpo tarde aproximadamente un mes en adaptarse completamente al proceso. Cuando se trata de fusionar su plan de ejercicios existente con el ayuno intermitente, es vital que tenga en cuenta que todos los tipos de ejercicio van a ser más difíciles de inmediato que lo que pueda recordar.

Esto es natural, por supuesto, usted está haciendo ejercicio con el estómago vacío después de todo. Debido al hecho de que sus niveles de azúcar en la sangre y los niveles de glucógeno van a ser más bajos de lo normal también, es probable que se sienta más débil para empezar a arrancar. Esto significa que es extremadamente importante programar su entrenamiento en el momento apropiado dependiendo de las metas que se haya fijado. Solo asegúrese de darle a su cuerpo las herramientas que necesita para aprovechar todo su arduo trabajo.

Consejos para el ejercicio

Siga con los ejercicios de baja intensidad: Si usted planea ejercitarse regularmente mientras ayuna, es crucial que limite su cardio a solo la variedad de baja intensidad. Esto significa que querrá evitar hacer cualquier cosa que no puedas llevar a cabo una conversación normal en medio de ella. Esto equivale a cosas como un ligero trote o 10 minutos en la bicicleta estacionaria, siempre y cuando no se esté esforzando más allá de sus límites.

Será extremadamente importante tomarse el tiempo para escuchar las señales que su cuerpo le está dando e inmediatamente tomar un descanso si siente que está comenzando a marearse o marearse, ya que estas dos condiciones van a aparecer con mucha más frecuencia de lo que de otro modo aparecerían Si ignora lo que su cuerpo está tratando de decirle y trata de hacerse cargo de ello, entonces esto solo hará que el resto de su entrenamiento parezca más inmanejable.

El tiempo es la clave: Esto no quiere decir que usted quiera evitar empujarse a sí mismo mientras ayuna, ni mucho menos, sino que se trata de elegir los momentos adecuados para hacerlo con el fin de garantizar los mejores resultados generales. El mejor momento para realizar un entrenamiento extremadamente agotador es aproximadamente una hora después de haber terminado el ayuno. Esto permitirá que su cuerpo reciba algo de energía en su sistema antes de que empiece a hacer ejercicio y a llevar las cosas al límite.

Planifique más: Cuando se trata de perder peso, es importante que haga ejercicio con el estómago vacío. Mientras ayuna, no querrá mantener un ritmo agotador y, en su lugar, considere la posibilidad de salir a correr temprano en la mañana o de tomar una clase de spinning de baja intensidad. Sin embargo, incluso si usted está manteniendo la luz, si usted está planeando hacer ejercicio con varias horas de ayuno para ir, entonces usted necesita asegurarse de que su cena va a dejarle con la energía suficiente para hacer lo que necesita hacer sin ser miserable después.

Si está planeando hacer un entrenamiento cardiovascular por la mañana, por ejemplo, entonces querrá asegurarse de que ha acumulado sus reservas de glucógeno utilizando carbohidratos complejos la noche anterior. Si bien es importante tener el combustible que necesita, debe procurar no hacer nunca ejercicio con el estómago lleno. Lo más importante que hay que tener en cuenta es planificar con antelación para asegurarse de que sus necesidades de nutrición y sus necesidades de ejercicio están bien adaptadas, incluso si hace ejercicio a primera hora de la mañana o a última hora de la noche.

Elija el enfoque correcto: En general, no hay un límite superior en cuanto a la cantidad de ejercicio que puedes hacer mientras estás en ayunas, siempre y cuando escuches lo que su cuerpo le está diciendo y no se presione tanto que pueda causarle daño, siga con el buen trabajo. De hecho, algunos estudios incluso sugieren que la fuerza aumenta hasta las 16 horas que marca el ayuno. Dicho esto, es importante tomar las cosas con calma al principio, es mucho más fácil ampliar las cosas que recuperarse de una lesión que solo se produjo porque fue demasiado duro y rápido.

Si usted está buscando hacer mucho esfuerzo físico como sea posible, con o sin ayuno, entonces usted va a querer enfocarse en agregar más proteína a su dieta para asegurar que su cuerpo tenga las herramientas que necesita para seguir construyendo sus músculos. Si usted mantiene las cosas tan enfocadas en los carbohidratos como le gusta a la Dieta Americana Estándar entonces se encontrará regularmente quedándose sin combustible y comenzando a sentirse débil, con náuseas, mareado, y mareado. Sentirse débil y con náuseas es un indicador seguro de que sus niveles de glucógeno están agotados, algo que no quiere que ocurra si no está a la vista de su próximo período de alimentación. Encontrar la mezcla adecuada de ejercicios que fortalezca los músculos sin llevarlos al límite y quemar la máxima cantidad de grasa posible.

Los nutricionistas deportivos sugieren hacer ejercicio durante la ventana de alimentación. Si se ejercita durante la ventana de alimentación, podrá comer inmediatamente después de una sesión de entrenamiento intensa. También podrá disfrutar de una merienda saludable antes de sus entrenamientos. Piense en ejercicios, como hacer una caminata rápida de 20 a 30 minutos en el parque o alrededor de su vecindario, que no es tan intensiva como las sesiones de sudor a las que usted puede estar acostumbrado. Si prefiere hacer ejercicio por la mañana, puede reprogramar su horario de comidas para el horario de 8.00 a.m. A 4.00 p.m. Esto cambiará sus horas de ayuno para que comience a las 4.00 pm hasta la mañana siguiente.

Cardio: Los estudios muestran que si usted está buscando una gran manera de quemar la mayor cantidad de grasa posible mientras ayuna, entonces la mejor manera de hacerlo es ir primero a la parte cardiovascular en los días que no está ayunando, y luego en los días que sí lo está. También disminuye el colesterol malo y promueve el buen colesterol al mismo tiempo.

Los ejercicios cardiovasculares recomendados con ayuno intermitente para la pérdida de peso incluyen:

- Ciclismo
- Correr
- Cuerda para saltar
- El entrenamiento en intervalos de alta intensidad es otra gran opción, ya que implica repetir una serie de ejercicios en ráfagas cortas. Si está buscando maximizar sus entrenamientos en un tiempo mínimo, este es un excelente lugar para comenzar.

Entrenamiento con pesas: Cuando se trata de entrenar con éxito con pesas mientras se mantiene un estilo de vida de ayuno intermitente, lo más importante que hay que tener en cuenta es mantener su consumo general de proteínas lo más alto posible para asegurar que también le sobren muchos bloques de construcción muscular clave para sus días de ayuno. Aun así, usted va a querer tomarse las cosas con más calma en sus días de ayuno, ya que su cuerpo ya está funcionando con los humos. Al principio, es posible que desee comenzar con solo cardio en sus días de ayuno y entrenamiento de fuerza en sus días no laborables hasta que su cuerpo se adapte a la diferencia en el estilo de vida antes de agregar un poco de entrenamiento de fuerza ligero en los días de ayuno.

Uno de los protocolos clave para el éxito de las rutinas de levantamiento de pesas es mantener sus sesiones de entrenamiento tan enfocadas e intensas como sea posible. Piense en estrategias como la pirámide inversa. Esta es una estrategia de entrenamiento para la ganancia de músculo y fuerza masiva. Este tipo de estrategia requiere que se empiece con el set más pesado primero. Significa hacer el trabajo más pesado cuando todavía estás fresco y totalmente capacitado. Con cada juego, usted se fatiga con niveles de energía más bajos. La mejor parte de esta estrategia es que puedes darlo todo en el primer set sabiendo que no tendrás que volver a replicarlo. Esto hace que sea muy fácil progresar.

Es importante hacer ejercicio siempre con un plan claro en mente, y también hacer un seguimiento de los entrenamientos que haces completos para seguir tu progreso y mantener todo en orden. En aquellos días en los que no te sientes con ganas de hacer ejercicio, puedes simplemente mirar atrás a todo el trabajo duro que ya has hecho para encontrar la fortaleza mental para seguir adelante.

Concéntrese en comidas nutritivas después del ejercicio: En general, se sentirá mejor en general si puede comer antes y después de hacer ejercicio para asegurarse de que su cuerpo tiene todo el combustible que necesita y que puede recuperar toda la energía que ha ejercido sin tener que esperar horas para repostar. Las nueces son un gran snack post-entrenamiento que puede mantenerte activo hasta que pueda comer algo más sustancial.

Recetas saludables

La siguiente lista de recetas es alta en proteínas, grasas saludables, carbohidratos, o alguna combinación de las tres, son grandes ejemplos de los tipos de comidas a las que debes aspirar cuando haces ejercicio regularmente mientras haces ayuno intermitente, ya que te asegurarán que tengas el combustible que necesitas para recorrer la distancia.

Enchilada de pollo

Esta receta necesita 30 minutos de preparación, 15 minutos de cocción y 6 minutos para servirla.

- Proteína: 43 gramos
- Carbohidratos netos: 7 gramos
- Grasas: 28 gramos
- Calorías: 447

Qué usar

- Sal (como se desee)
- Pimienta (al gusto)
- Aceite de coco (2 T)
- Queso Cheddar (2 c)
- Chiles verdes (4 oz. picados)
- Queso fresco (1 c)
- Pechugas de pollo (1 lb.)
- Salsa de enchilada (1.5 c)

Preparación
- Comience asegurándose de que su horno se calienta a 450F.
- Escurra el pollo para asegurarse de que esté seco antes de mezclar la sal y la pimienta en un bol pequeño y utilice los condimentos para cubrir el pollo completamente.
- Coloque el pollo en una cacerola junto con la salsa de enchilada antes de colocar la sartén en la estufa sobre una hornilla a fuego medio / bajo. Deje hervir a fuego lento, tapado, durante 10 minutos antes de voltear el pollo y luego vuelva a hervir a fuego lento por otros 10 minutos o hasta que haya alcanzado una temperatura interna de 165 grados, verifique la temperatura con un termómetro para carne.
- Deje enfriar el pollo antes de desmenuzarlo en trozos pequeños usando un par de tenedores y colocándolo en un recipiente para mezclar. Añada los chiles, el queso

fresco y la salsa para enchiladas y mezcle bien. Sazonar si es necesario.

- Prepare una fuente para hornear cubriéndola con aceite antes de untar, 1 cucharada de queso en la base de la fuente antes de añadir la mezcla de pollo y cubrirla con el queso restante.
- Cubra el plato con papel de aluminio antes de colocarlo en el horno durante aproximadamente 10 minutos. Retire el papel de aluminio y vuelva a ponerlo en el horno durante 3 minutos más para que el queso tenga tiempo suficiente para derretirse.

Nachos de calabacín

Esta receta necesita 15 minutos de preparación activa, 20 minutos de cocción. Para 4 porciones.

- Proteína: 44 gramos
- Carbohidratos netos: 6.3 gramos
- Grasas: 38,6 gramos
- Calorías: 578

Qué usar - Carne

- Hojas de orégano (0.25 cdta.)
- Hojuelas de pimiento rojo (0.25 cdta.)
- Cebolla en polvo (0.25 cdta.)
- Ajo en polvo (0.25 cdta.)
- Comino (5 cucharaditas)
- Pimentón (5 cucharaditas)

- Chili en polvo (5 T)
- Carne de res molida (0.5 libras)
- Aceite de coco (2 T)

Qué usar - Guacamole
- Cristales de vitamina C (1 pizca)
- Sal (0.25 cdta.)
- Orégano (5 cdtas. secas)
- Vinagre de manzana (1 T)
- Aceite MCT (1 T)
- Proteínas vitales péptidos de colágeno (2 T)
- Aguacate (1)

Qué usar – Lo demás ingredientes
- Cebolla de verde (2 rebanadas)
- Mezcla de quesos mexicanos (5 c)
- Calabacín (2 rebanadas en rodajas)

Qué hacer
- Cubra un plato de servir con papel absorbente antes de colocar el calabacín

sobre él de tal manera que no se pegue, es probable que tenga que cocinarlo en tandas.

- Coloque el plato en el microondas y deje que los calabacines se cocinen durante 8 minutos a una potencia del 50 por ciento. Sabrá que están listos cuando los bordes comiencen a doblarse hacia arriba. Coloque el calabacín cocido en una bandeja para que enfríe.
- Añada el aceite a una cacerola antes de colocarlo en la estufa a fuego medio. Añada la carne, junto con todos los condimentos pertinentes y dore la carne completamente.
- Añada todos los ingredientes para el guacamole a un recipiente y tritúrelos bien.
- Vuelva a colocar los trozos de calabacín en el plato de servir, añada la carne encima, seguido del guacamole y cubra con queso adicional antes de servir.

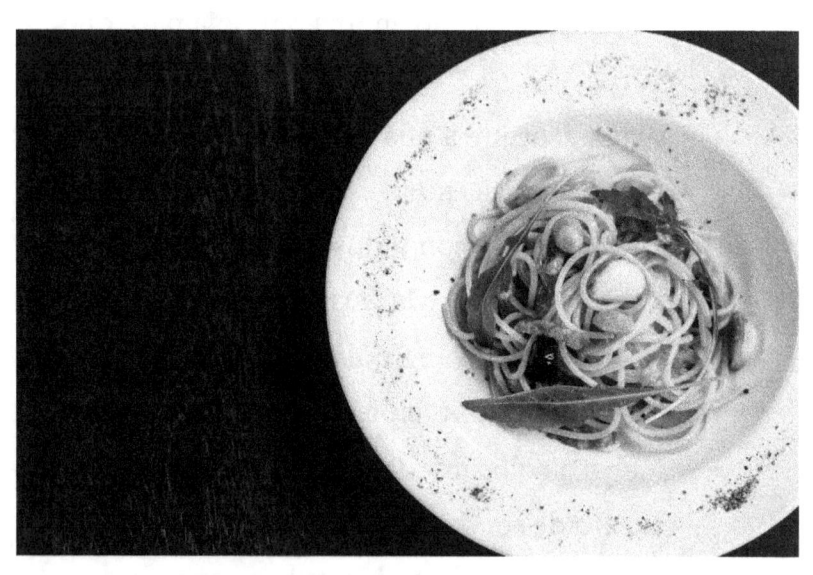

Pasta de Pollo Griego

Esta receta necesita 15 minutos para prepararse, 15 minutos para cocinarse. Para 6 porciones.

- Proteína: 42.6 gramos
- Carbohidratos: 70 gramos
- Grasas: 11,4 gramos
- Calorías: 488

Qué usar

- Aceite de oliva (1 T)
- Cebolla roja (5 c picada)
- Linguine (16 oz.)
- Pimienta (a gusto)
- Sal (como al gusto)
- Limones (2 tajadas)
- Orégano (2 cdtas.)
- Jugo de limón (2 T)
- Perejil (3 T picado)
- Queso Feta (5 c desmenuzado)
- Tomate (1 picado)
- Corazones de alcachofa marinados (14 oz. picados, escurridos)
- Pechuga de pollo (1 lb. en cubos)
- Ajo (2 dientes aplastados)

Qué hacer

- Llene una olla grande con agua y una pizca de sal antes de colocarla en la estufa a fuego alto. Una vez que el agua hierva, añada la pasta y déjela cocer hasta que esté todavía dura, pero empezando a estar blanda, lo que debería llevar aproximadamente 8 minutos.
- Añada el aceite de oliva a una sartén antes de colocarlo sobre una estufa a fuego alto/medio. Coloque el ajo y la cebolla en la sartén y déjelo cocinar por aproximadamente 2 minutos hasta que comience a tener fragancia.
- Mezcle el pollo y revuélvalo regularmente hasta que el pollo deje de ser rosado y todos sus jugos sean claros, esto debe tomar aproximadamente 5 minutos. El pollo debe terminar con una temperatura interna de 165F.
- Ponga el horno a fuego bajo/medio antes de añadir la pasta, el orégano, el zumo de limón, el perejil, el queso feta, el tomate y

los corazones de alcachofa. Deje que los ingredientes se cocinen mientras mezcla durante aproximadamente 2 minutos.
- Retire la sartén de la estufa, sazone como desee y adorne con el limón antes de servir.

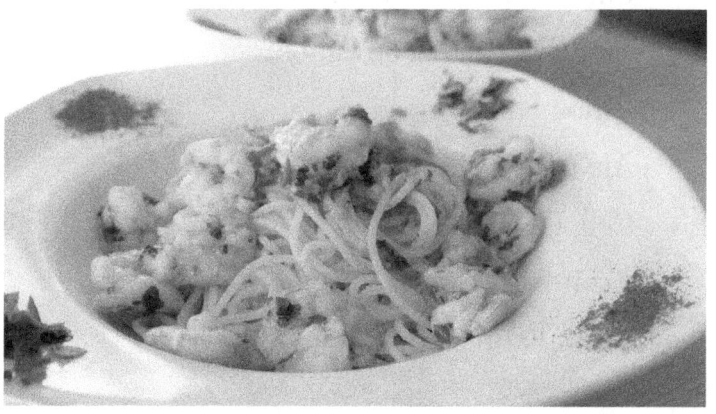

Camarones y Penne

Esta receta necesita 10 minutos para prepararse, 20 minutos para cocinarse. Para 8 porciones.
- Proteína: 34.5 gramos
- Carbohidratos: 48.5 gramos
- Grasas: 8.5 gramos

- Calorías: 385

Qué usar

- Pimienta (al gusto)
- Sal (al gusto)
- Aceite de oliva virgen extra (2 T)
- Queso parmesano (1 c rallado)
- Camarones (1 lb. desvenados, pelados)
- Tomates (29 oz. en cubos)
- Vino blanco (25 c)
- Ajo (1 Tonelada picada)
- Cebolla roja (25 c)
- Aceite de oliva (2 T)
- Pasta Penne (16 oz.)

Qué hacer

- Llene una olla grande con agua y una pizca de sal antes de colocarla en la estufa encima de un hornillo que se haya encendido a fuego alto. Una vez que el agua hierva, añada la pasta y déjela cocer durante unos 8 minutos hasta que alcance el estado de "al dente".

- Añada el aceite de oliva a una sartén antes de colocarlo sobre un hornillo a fuego alto/medio. Coloque el ajo y la cebolla en la sartén y cocine hasta que la cebolla comience a estar tierna. Añada el vino junto con los tomates y deje que todo se cocine durante 10 minutos, mezclando regularmente.
- Añada los camarones y déjelos cocinarse durante 5 minutos. Mezcle con la pasta y cubra con queso parmesano antes de servir.

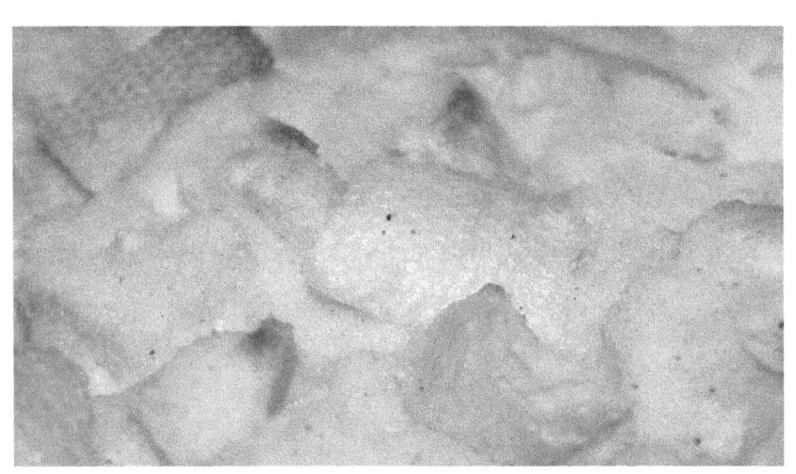

Pudín de pan

Esta receta necesita 30 minutos de preparación, 15 minutos de cocción. Para 2 porciones

- Proteína: 60.4 gramos

- Carbohidratos: 20.4 gramos
- Fibra: 20.7 gramos
- Azúcar: 3.5 gramos
- Grasas: 3.5 gramos
- Calorías: 300

Qué usar
- Yema de huevo (1)
- Jarabe de maple (1 T)
- Extracto de vainilla orgánica (25 T)
- Huevo (1)
- Leche de coco (5 c)
- Pan sin granos (4 rebanadas)

Qué hacer
- Forre una olla que quepa dentro de la olla de cocina instantánea, usando papel absorbente.
- Añada la vainilla, el jarabe, la yema, el huevo y la leche en una licuadora y bata durante 10 segundos antes de añadir la mantequilla sin sal derretida.

- Añada agua a la olla de cocción instantánea antes y coloque la olla de línea sobre ella antes de añadir el pan a la olla encima del molde.
- Añada los ingredientes de la batidora a la olla superior, teniendo cuidado de presionar el pan para distribuir la mezcla de manera uniforme.
- Coloque un pequeño cuadro de papel absorbente sobre el pudín.
- Coloque la olla y cierre la tapa. Elija la opción de vapor y establezca el tiempo para 15 minutos.
- Una vez que el temporizador se apaga, seleccione la opción de liberación de la presión natural y deje que la olla repose durante 20 minutos.
- Deje enfriar la olla instantánea durante 5 minutos antes de usar el papel absorbente para sacar el pudín.
- Volteé el molde antes de servir para luego colocarlo en un plato.

Tostado de Cerdo

Esta receta necesita 25 minutos de preparación, 180 minutos de cocción. Para 2 porciones.

- Proteína: 49 gramos
- Carbohidratos: 50.1 gramos
- Fibra: 44.8 gramos
- Azúcar: 9.7 gramos
- Grasas: 22.3 gramos
- Calorías: 620

Qué usar

- Ajo en polvo (25 cdta.)
- Mantequilla sin sal (3 T derretida)
- Aceite vegetal (25 t)
- Hoja de laurel (5 hojas)
- Caldo de carne de res bajo en sodio (14 oz.)
- Vino tinto (5 c)
- Ajo en polvo (5 cdtas.)
- Cebolla (25 en rodajas)
- Pimienta negra (al gusto)
- Asado de cerdo (1 lb.)

Qué hacer

- Combine los condimentos en un pequeño bol y sazone el asado como desee, déjelo reposar a temperatura ambiente durante unos 20 minutos.
- Agregue el aceite a la olla de cocción instantánea y colóquela en la misma antes de prender la estufa para saltear los ingredientes. Luego añada la carne, permitiendo que se cocine por todos lados.

- Añada las cebollas y déjelas cocinarse durante 5 minutos hasta que estén suaves y doradas. Añada el vino tinto y déjelo hervir a fuego lento hasta que se haya reducido en un 50 por ciento. Asegúrese de frotar el fondo de la sartén mientras se deja hervir a fuego lento.
- Añada la hoja de laurel y el caldo de carne antes de devolver el asado a la olla y cierre la tapa. Elija la opción de guiso/carne y establezca el tiempo para 100 minutos.
- Una vez que el temporizador se apague, seleccione la opción de liberación de la presión natural y deje que la olla repose durante 25 minutos antes de liberar el exceso de presión.
- Lleve el asado a la bandeja de servir antes de pasar el líquido obtenido por un colador y usarlo para cubrir la carne antes de servirla.

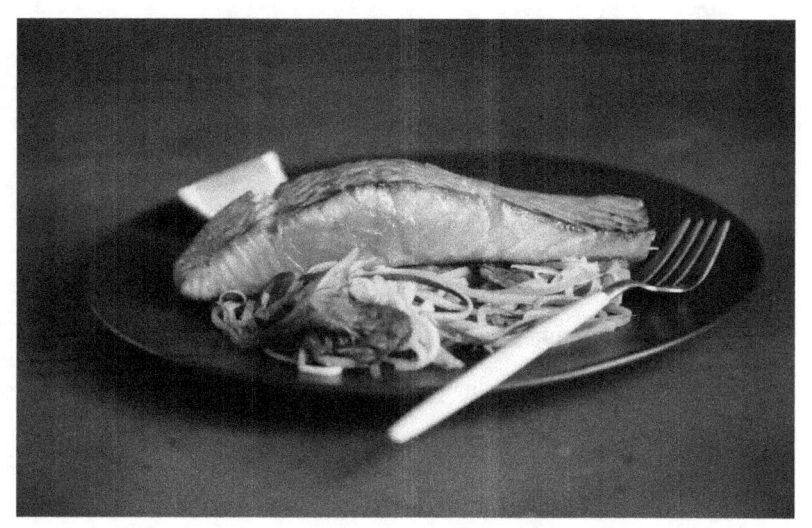

Salmón al pesto con espinacas

Esta receta necesita 17 minutos para prepararse.

Para 2 porciones.

- Proteína: 32 gramos
- Carbohidratos netos: 9 gramos
- Grasas: 53 gramos
- Calorías: 671

Qué usar

- Aceite de Coco (1 cucharadita)
- Nueces trituradas (0.5 tazas)
- Espinacas (10 oz)

- Pesto (0.5 taza)
- Ajo (2 cucharaditas)
- Salmón (2 filetes)

Qué hacer

- Asegúrese de que su horno esté precalentado a 350° F.
- Use aceite de coco para engrasar ligeramente su bandeja de hornear. Ponga la mitad de las espinacas que tiene en el fondo de la bandeja.
- Ponga el salmón sobre la base de espinacas y agregue ajo.
- Coloque suavemente el pesto sobre el salmón.
- Cubra todo el plato con el resto de las espinacas.
- Deje que la mezcla se cocine por aproximadamente 12 minutos, o hasta que el salmón esté bien cocido.

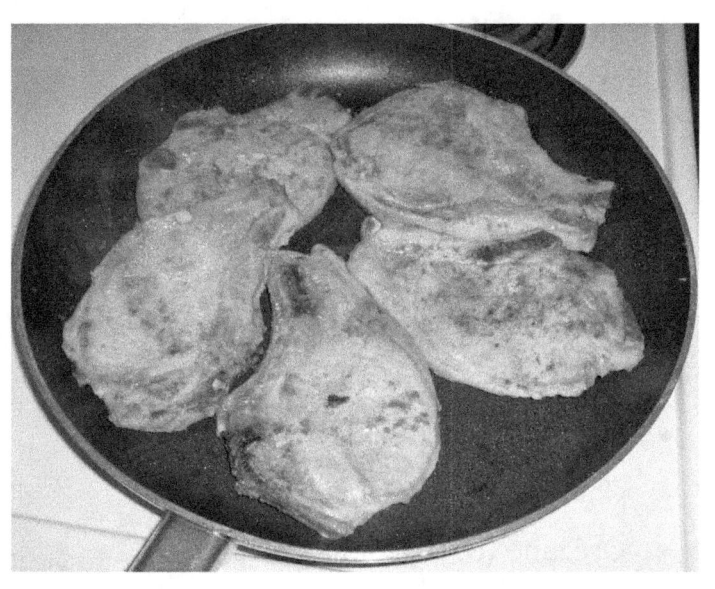

Chuletas de cerdo ahumadas

Esta receta necesita 15 minutos para prepararse y hará 4 porciones.

- Proteína: 46 gramos
- Carbohidratos netos: 4 gramos
- Grasas: 25 gramos
- Calorías: 341

Qué usar

- Comino (1 cucharadita)
- Mantequilla (4 cucharadas)
- Hojas de tomillo (0.5 cucharaditas)
- Pimienta negra (2 cucharaditas)
- Pimienta de Cayena (0.25 cucharadita)
- Ajo en polvo (1 cucharadita)
- Cebolla en polvo (1 cucharadita)
- Sal marina (2 cucharaditas)
- Páprika (1 cucharada)
- Chuletas de cerdo (4 en total)
- Orégano (0.5 cucharaditas secas)

Qué hacer

- Mezcle las especias en un tazón pequeño.
- Derrita toda la mantequilla en un recipiente separado en el microondas.
- En una sartén mediana, caliente la grasa de tocino hasta que esté en su punto. Sumerja las chuletas de cerdo en la mantequilla derretida, cúbralas con la mezcla de

especias y luego colóquelas en una sartén con la grasa del tocino.
- Cocine por 5 minutos sin tocarlas, luego voltee y cocine nuevamente por otros 5 minutos. La temperatura interna debe alcanzar los 140-150 °F.
- Coloque las chuletas de cerdo en un plato y sírvalas con el acompañamiento deseado.

Hamburguesa de tocino

Esta receta necesita 10 minutos para prepararse, 10 minutos para cocinarse. Para 1 porción.
- Proteína: 43,5 gramos
- Carbohidratos netos: 1.8 gramos
- Grasas: 51.8 gramos
- Calorías: 649

Qué usar
- Salsa Worcestershire (25 cdtas.)
- Cebolla en polvo (0,25 cdta.)
- Sal (0.5 cucharaditas)
- Salsa de soja (75 cdta.)
- Pimienta negra (5 cdtas.)

- Ajo (5 cdtas. picadas)
- Cebollino (1.5 cdtas. picadas)
- Queso Cheddar (2 T en rebanadas)
- Tocino (2 rebanadas cocidas, picadas)
- Carne de res (9.5 onzas molidas)

Qué hacer

- Coloque una sartén a fuego medio/alto antes de añadir el tocino picado y déjelo cocinar hasta que alcance el nivel de crujiente deseado.
- Una vez que el tocino haya terminado de cocinarse, sáquelo de la sartén, pero conserve la grasa para su uso posterior.
- Añada el 60 por ciento del tocino, la carne molida, la salsa Worcestershire, la cebolla en polvo, la sal, la salsa de soja, el cebollino, la pimienta negra y el ajo a un tazón para mezclar. Mezcle bien antes de formar las 3 hamburguesas.
- Añada la grasa de tocino en la sartén y coloque la sartén en un hornillo a fuego

alto. Deje que las hamburguesas se cocinen hasta 5 minutos dependiendo del nivel de cocción que prefiera.
- Deje que las hamburguesas se cocinen durante 3 minutos y cúbralas con queso antes de servirlas.

Estofado de carne a la canela y a la naranja

Esta receta necesita 20 minutos para prepararse, 3 horas para cocinarse. Para una porción.

- Proteína: 53.5 gramos
- Carbohidratos netos: 1.9 gramos
- Grasas: 44.5 gramos
- Calorías: 649

Qué usar

- Hoja de laurel (1)
- Salvia (25 cdta.)
- Romero (25 cdta.)
- Salsa de pescado (5 cdtas.)
- Salsa de soja (5 cdtas.)

- Canela (0.5 cucharaditas de tierra)
- Ajo (75 cdtas. picadas)
- Tomillo (.75 cdta.)
- Naranja (25 de jugo)
- Naranja (25 rallado)
- Cebolla (25 mediana)
- Aceite de coco (1 T)
- Caldo de res (75 tazas)
- Carne de res (5 lbs. cortados en cuadrado)

Qué hacer

- Esta receta puede ser fácilmente duplicada o triplicada si desea guardar porciones para otras personas.
- Añada el aceite de coco a su sartén antes de ponerlo sobre un hornillo a fuego alto y deje que llegue a su punto de cocción.
- Añada la carne en pequeñas cantidades y sazone al gusto. Deje que cada porción de carne se dore completamente antes de colocar la otra porción.

- Después de que toda la carne se haya dorado, añada la cebolla y el ajo y déjelos cocer durante 1.5 minutos antes de añadir el zumo de naranja, el laurel, la salsa de pescado, la ralladura de naranja, la salsa de soja, la canela y el tomillo.
- Deje que los ingredientes se cocinen durante 20 segundos, luego añada todo a la olla de cocción lenta junto con el resto de los condimentos.
- Cubra su olla de cocción lenta y déjela cocinar a fuego alto durante 1 hora y media.

Capítulo 8: Consejos para el éxito

Aunque nadie cuestiona el hecho de que el ayuno intermitente es innegablemente útil, eso no significa que no pueda ser difícil comenzar o adquirir un hábito suficiente para convertirlo en un cambio de estilo de vida para toda la vida. Por ello, los siguientes consejos han sido recopilados como guías para ayudarle a orientarse hacia su éxito final. No olvide que el ayuno intermitente es un maratón, no un resorte, lo que significa que la única forma de encontrar el éxito que busca es lento y constante.

Conócete a ti mismo: Aunque no se pueden negar los beneficios de salud asociados con el ayuno intermitente, esto no significa que sea la opción correcta para usted, en este momento. Aunque cualquiera puede superar unos pocos días de ayuno intermitente, es importante considerar cualquier factor externo o interno que pueda dificultar el mantenimiento durante 30 días completos en este momento.

Se tarda unas cuatro semanas en formar un nuevo hábito, lo que significa que, si no puede comprometerse con ese marco de tiempo en este momento, entonces podría estar sufriendo un estrés excesivo sin una razón particularmente tangible. Si todo en su vida no se alineará de tal manera que el ayuno intermitente sea una propuesta viable para usted, en este momento, entonces no hay vergüenza en elegir un momento más oportuno para comenzar.

Además, es importante considerar cuán disciplinado es usted en realidad, cómo es su relación con la comida y cuán saludable es usted en general. Por ejemplo, si usted siempre ha comido mal y ahora está buscando una manera de empezar a tomar un camino más saludable, saltarse directamente al método de comer y dejar de comer solo va a conducir a problemas graves. En primer lugar, descubrirá que tiene dificultades para seguir con el ayuno ya que nunca han retenido alimentos. En segundo lugar, es probable que no pierda tanto como podría hacerlo de otra manera, ya que su cuerpo no está acostumbrado a ser privado de la comida que quiere cuando la quiere. Finalmente, usted terminará sintiéndose abatido por el ayuno intermitente en general y por su capacidad de seguirlo específicamente. Recuerde, es mucho más fácil ser realista acerca de sus posibilidades de éxito y decidir buscar en otra parte antes de empezar en serio que después de luchar y fracasar en el ayuno después de una semana o más de esfuerzo serio.

Escuche a su cuerpo: Escuchar lo que su cuerpo le dice es una parte clave para lograr un ayuno intermitente exitoso a largo plazo. Sin embargo, esta importancia es máxima durante el período de transición entre el momento en que su cuerpo se adapta a la nueva forma de comer. Aunque es perfectamente normal sentirse débil de vez en cuando, enfadado, irritable, tembloroso, mareado o desmayado, si estos síntomas se convierten en algo cotidiano, es una señal inequívoca de que algo no va bien. Es importante estar en contacto con su cuerpo lo suficiente como para saber cuándo es el momento de tomar un descanso del ayuno intermitente y ponerse en contacto con un profesional de la salud.

Sea realista: Si bien es cierto que la pérdida de peso se produce cuando el cuerpo se adapta a consumir menos calorías de forma regular, esto se reducirá a medida que el cuerpo se adapte a lo que le está dando. Además, es perfectamente natural que la pérdida de peso se detenga y comience durante el primer mes mientras su cuerpo trata de retener las calorías que tiene mientras intenta averiguar qué es lo que está pasando.

Una vez que se completa con el programa, debe esperar mantener una pérdida de peso promedio de aproximadamente una libra por semana, ya que cualquier cosa más que esto sea insostenible para su cuerpo a largo plazo. No lo olvide, es perfectamente natural alcanzar mesetas durante cualquier plan de pérdida de peso y la mejor manera de superarlos es mantener el rumbo y dejar que su cuerpo se resuelva. Lo peor que puede hacer si llega a una meseta es intentar cambiar las cosas para volver a encauzar su pérdida de peso, ya que esto solo confundirá a su cuerpo y le hará aún más difícil volver a encaminar las cosas.

Beba más agua: Más del 50 por ciento de los adultos sufren al menos un grado leve de deshidratación en un momento dado. Como tal, este consejo es extremadamente importante ya que estar en un estado de ayuno te va a deshidratar aún más, lo cual, cuando se combina con la falta de combustible en tu sistema puede convertir un poco de mareo en un completo desmayo. Mientras esté practicando un ayuno intermitente de cualquier tipo, debe tratar de beber un galón de agua cada día.

Esto no solo le ayudará a sentirse más lleno por más tiempo una vez que haya comido, sino que ayudará a su cuerpo a continuar procesando todas sus toxinas con normalidad, incluso si actualmente está reteniendo toda su grasa debido al proceso de transición. De hecho, si dejas que tu sed no se trate durante el tiempo suficiente, en realidad comienza a manifestarse como hambre, por lo que asegurarte de mantenerte bien hidratado te hará sentir lleno en más de un sentido.

Trate la cafeína como una herramienta: Aunque es libre de beber tanto café negro, té o refrescos dietéticos como desee, es importante no confiar demasiado en sus efectos para frenar el hambre, ya que dificultará que su cuerpo pueda disfrutar por completo ajustarse al proceso. Recuerde, una vez que se haya hecho la transición, su cuerpo se acostumbrará a esta nueva forma de comer y tendrá hambre en consecuencia. Sin embargo, si utiliza grandes cantidades de cafeína para reducir su apetito indefinidamente, su cuerpo no se adaptará a su nuevo estilo de vida y se verá incapaz de progresar realmente de una manera significativa.

Además, si bien está bien utilizar la cafeína durante la primera semana más o menos, es importante evitar los edulcorantes artificiales en la medida de lo posible, ya que se sabe que muchos de ellos causan problemas de salud propios si se consumen en grandes cantidades. Sobre todo, es mejor que trate la cafeína como lo haría con cualquier otro producto químico y que solo la use con moderación la mayor parte del tiempo.

Manténgase ocupado: Aunque su primer instinto puede ser el de intentar hibernar tanto como sea posible para pasar la peor parte del período de transición, la verdad es que esto es casi lo peor que puede hacer. Liberar su horario en los días de ayuno solo le recordará cuánto tiempo tiene que esperar hasta que pueda volver a comer, haciendo que las horas entre ahora y la comida parezca interminables. Por lo tanto, la mejor opción es elegir un momento para intentar la transición cuando esté extremadamente ocupado, ya que entonces podrá pasar las horas en las que no se le permite comer con facilidad.

Planifique sus días de ayuno: Cuando se trata de hacer que el ayuno intermitente sea parte de su estilo de vida a largo plazo, es importante empezar a pensar en sus días basados en cuando su mente y su cuerpo van a estar en su punto máximo cuando se trata de tener el combustible que necesitan para dar lo mejor de sí mismos. Esto significa que debe programar las tareas más arduas de su día ya sea a primera hora de la mañana cuando naturalmente tendrá menos hambre de todos modos o alrededor de una hora después de haber roto su ayuno que es cuando su reserva estará llena una vez más.

Naturalmente, su cuerpo comenzará a disminuir su velocidad en todos los ámbitos, desviando la energía que podría quedar para las funciones corporales centrales a medida que se aleja de una comida, lo que significa que las tareas difíciles solo se volverán más difíciles a medida que avanza el día. Saber lo que te espera y cómo manejarlo adecuadamente hará que sea un gran problema seguir adelante.

No se permita poner excusas: Si alguna vez espera tener éxito en la transición a un estilo de vida de ayuno intermitente, es extremadamente importante que entienda que nunca habrá un momento perfecto para hacer un cambio importante en su estilo de vida. Aunque ciertamente hay muchas razones válidas para no comenzar mañana con el ayuno intermitente, cuando se establece un plazo para comenzar es importante no dejar que las razones válidas se deslicen hacia el territorio de la excusa. Por ejemplo, saber que usted va a estar en recuperación pronto de la cirugía es una buena razón para posponer el inicio del ayuno intermitente, teniendo un horario ocupado, no tanto.

Si se lo permite, su cerebro siempre va a ser capaz de encontrar razones de sonido plausibles para mantener su *status quo*. La única persona que puede asegurar que usted está realmente lo suficientemente motivado para hacer que el ayuno intermitente funcione en su vida es usted. Comprometerse con el éxito y seguir adelante son las únicas maneras de cumplir con sus objetivos de pérdida de peso, sin excepción.

Tenga expectativas realistas: Al comenzar su nuevo estilo de vida de ayuno intermitente, es muy importante no esperar resultados de la noche a la mañana y recordar que una libra de grasa perdida por semana es el promedio que debe esperar. Si se siente desanimado por su aparente falta de resultados al principio, simplemente tómese el tiempo para considerar cuánto tiempo le tomó alcanzar su peso actual y luego reduzca un poco su peso. No es razonable asumir que algo que tomó años en suceder se deshará en semanas, o incluso meses.

Intente más de un tipo de ayuno: Cuando comienza a practicar el ayuno intermitente, puede ser fácil enamorarse del primer plan que intente que parece generar resultados visibles. Mientras que este plan podría muy bien ser un ajuste perfecto para usted, el hecho es que sin más planes con los que compararlo, no tendrán una forma real de saber si están obteniendo lo máximo que pueden del proceso. Hay muchos patrones diferentes de alimentación, con varias frecuencias, tamaños y números de comidas, lo que significa que es importante no subestimar la importancia de ninguna de estas opciones. Mezcla y combina una variedad de estilos y tiempos de ayuno para ver a qué responde mejor tu cuerpo.

Añada BCAA a su dieta: Los aminoácidos de cadena ramificada son un suplemento muy importante si usted está planeando ayunar de manera regular, especialmente si usted espera ir más allá de 14 horas. Los suplementos de BCAA estimularán la pérdida de peso adicional mientras que al mismo tiempo aseguran que su músculo magro no se descomponga mientras su cuerpo busca nutrientes durante su ayuno.

Comience lentamente: Si nunca ha pasado más de unas horas sin comer, entonces es mejor que empiece despacio y se vaya abriendo camino hasta llegar al plan de ayuno intermitente más ligero. Probablemente será mejor servido comenzando a las 10 horas sin comer y aumentando su tolerancia a partir de ahí. Recuerde que el ayuno intermitente es una decisión personal y no tiene por qué sentirse avergonzado si le lleva más tiempo empezar que a otras personas. Más bien, usted debe sentirse orgulloso de que se mantiene a pesar de las dificultades adicionales que se ve obligado a superar. Una vez que empiece a ver los resultados reales de la pérdida de peso, notará que será más fácil perseverar, todo lo que tiene que hacer es llegar a ese punto y las cosas empezarán a encajar.

La discreción es la mejor parte del valor: Aunque hay mucha evidencia científica para apoyar las ideas detrás del ayuno intermitente, muchas personas tienen una comprensión parcial o defectuosa del proceso que puede conducir a algunas confrontaciones desafortunadas si no se tiene cuidado. Aunque no hay nada malo en un debate racional entre dos adultos razonables, es probable que usted esté al límite si todavía está en el período de transición y probablemente no pueda describir los puntos más finos de la investigación que apoya sus nuevas elecciones de vida. Como tal, a menudo es mejor esperar hasta que haya superado la mala racha y tenga muchas pruebas personales para extraer y hasta entonces, mantener su nueva dieta para usted mismo.

No seas tan duro consigo mismo: Cuando empiece, es importante no solo entender que el período de transición puede ser duro para algunas personas, sino también entender lo que eso significa para ti. Si bien es importante responsabilizarse para asegurarse de no tomar malas decisiones a largo plazo, cuando comienza por primera vez, no hay razón para avergonzarse si solo hace 13 horas en lugar de 14. El período de transición será lo suficientemente difícil con los problemas físicos muy reales con los que se enfrentará, no necesita agregar estrés mental adicional a la mezcla también.

Por lo tanto, cuando empiezan a salir no hay razón para no recompensarse cuando pasan una semana completa sin romper sus nuevos patrones. Las recompensas ayudarán a su cerebro a establecer nuevos patrones más rápidamente y también le darán connotaciones positivas con las que asociar el proceso, ayudando también a su progreso. Mientras no deje que se le salga de las manos, no hay ningún daño en tener un postre extra decadente, recuerde que solo necesita recortar 3,500 calorías para perder una libra, mientras que lo compense en otro lugar no hay necesidad de mantenerse en los estándares más altos de inmediato. En su lugar, considere el éxito que ya ha tenido y comprenda que su cerebro probablemente relacione el ayuno intermitente con una recompensa retrasada, lo que significa que será más fácil perseverar a largo plazo.

Añada más proteínas a su dieta: Incluso si usted no está planeando hacer ejercicio cuando está en la mitad de la fase de transición, encontrará que, si añade alguna proteína extra a su dieta, entonces descubrirá que superar las últimas horas de su ayuno se vuelve mucho más manejable que de otra manera. Además del pescado, las aves y las carnes rojas, las nueces y los frijoles son una gran fuente de proteínas. Para un poco de impulso extra que es un poco menos natural, hay una amplia variedad de barras de proteína, batidos y polvos que están hechos de ingredientes totalmente naturales, aunque las opciones sin procesar siempre van a ser una mejor opción a largo plazo.

Manténgase alejado de la comida chatarra: Si bien no hay nada en la ética del ayuno intermitente que impida la comida chatarra, por ejemplo, es importante dejar el hábito de comerla regularmente por varias razones. En primer lugar, casi todo en el menú de comida rápida promedio es engañosamente alto en calorías y a menos que estés haciendo su tarea antes de entrar a comprarla, entonces puede ser muy fácil hacer una mala elección y terminar desperdiciando todo su trabajo duro sin darte cuenta.

Lo que es peor, ese tipo de alimentos a menudo está lleno de muchos rellenos, carbohidratos y grasas malas, lo que significa que es poco probable que se pegue a las costillas durante el tiempo que lo necesite si desea durar hasta el próximo rápido sin pasar por encima de la asignación diaria de calorías en el ínterin. Más allá de eso, sin embargo, usted ya está poniendo tanto esfuerzo en mejorar la forma en que come y su relación general con la comida y las probabilidades son que después de unos meses la comida chatarra perderá naturalmente su atractivo. Concéntrese en alimentos con alto contenido de proteínas y grasas saludables y se sentirá más lleno y enérgico durante períodos más largos cada vez. Solo tienes un tiempo limitado para comer cada día, haz que cuente.

Considere la causa de su hambre: Dependiendo de su relación previa con el hambre, puede analizar preguntarse por qué realmente siente hambre en el proceso. Sin embargo, será importante desde el principio, ya que es casi seguro que se sentirá hambriento al mismo tiempo que naturalmente tomaría el desayuno, el almuerzo y la cena. Si bien ciertamente habrá algo de verdad en esa sensación de hambre, lo más probable es que no sea tanto como se podría pensar.

Los hábitos a los que se aferró anteriormente van a seguir manteniéndose durante la mayor parte del primer mes, pero al ser consciente de este hecho debería ser capaz de sacarlo de su mente. Dicho esto, es importante aprender la diferencia entre el hambre habitual y el hambre verdadero, ya que puede haber un momento en el que legítimamente se necesite terminar el ayuno antes de tiempo si el cuerpo no está preparado para esperar tanto tiempo.

Buscar las razones correctas: De forma rápida por las razones adecuadas: Hay una serie de razones previamente discutidas para seguir un estilo de vida de ayuno intermitente que son perfectamente válidas, pero usarlas como excusa para encubrir asuntos más profundos relacionados con el deseo de no consumir suficientes calorías o para encubrir un ciclo de atracones y purgas no están en la lista. Antes de tomar la decisión de probar el ayuno intermitente es importante que tengas una idea clara de que posees la fuerza de voluntad no sólo para impedirte comer, sino para no pasar nunca una cantidad de tiempo insalubre sin comer también.

Conclusión

Gracias por haber llegado hasta el final de Ayuno *Intermitente para Mujeres: Quemar grasa en menos de 30 días con una seria pérdida de peso permanente de una manera científica muy simple, saludable y fácil, comer más comida y perder más peso, esperemos* que haya sido informativo y capaz de proporcionarle todas las herramientas que necesita para lograr sus objetivos, cualquiera que estos sean. El hecho de que haya terminado este libro no significa que no quede nada que aprender sobre el tema, expandir sus horizontes es la única forma de encontrar el dominio que busca.

Es importante comprender que, cuando se trata de practicar el ayuno intermitente a largo plazo, no hay dos personas que respondan al proceso de la misma manera. En la práctica, lo que esto significa es que usted va a querer esforzarse activamente para hacer lo mejor posible para evitar empujar el cuerpo hacia algo remotamente parecido a un punto de ruptura solo porque quiere perder tanto peso como sea posible sin importar lo que pase. Después de todo, el ayuno intermitente no es una carrera y no recibirás una medalla por llegar en primer lugar. Trabaje hasta el nivel de ayuno con el que se sienta cómodo, su cuerpo se lo agradecerá.

Sin embargo, siempre y cuando tenga eso en mente, entonces es hora de dejar de leer y prepararse para comenzar a cambiar su estilo de vida para mejor. Hay muchos tipos de ayuno intermitente por ahí y mientras tenga la dedicación y la fortaleza mental para ayunar durante al menos 12 horas, entonces no hay nada que no puedas hacer. Siempre y cuando se acostumbre a largo plazo, y no espere demasiado tiempo, no hay razón para que no pueda estar bien encaminado hacia una vida más saludable y feliz en solo un mes.

Finalmente, si usted encontró este libro útil de alguna manera, ¡una crítica es siempre considerada!

Descripción

La práctica del ayuno intermitente ha existido durante innumerables siglos y se ha utilizado para casi tantos propósitos diferentes.

Sin embargo, la razón por la que la mayoría de las personas han escuchado sobre la práctica en estos días es gracias a su capacidad comprobada para ayudar a quienes lo practican a perder peso y mantenerse a largo plazo, al mismo tiempo que se sienten más enérgicos que en años.

¿La mejor parte?

El estilo de vida de ayuno intermitente no requiere que renuncie a los alimentos que le gustan o incluso que coma menos calorías por comida.

De hecho, el tipo de ayuno intermitente más comúnmente utilizado hace posible que quienes lo practican se salten el desayuno antes de comer dos comidas más tarde en el día. Este tipo de cambio de estilo de vida es ideal para aquellos que tienen problemas para seguir un plan de dieta más estricto, ya que no se necesita mucho cambio para empezar a ver resultados serios, en lugar de verse obligados a cambiar todo de una vez.

Si le gusta lo que ha escuchado hasta ahora, entonces *Ayuno Intermitente para Mujeres: Quemar grasa en menos de 30 días con una seria pérdida de peso permanente de una manera científica muy simple, saludable y fácil, Comer más comida y perder más peso* es el libro que ha estado esperando.

En el interior encontrará la siguiente información:

- Preocupaciones de salud que las mujeres deben tener en cuenta para practicar con éxito el ayuno intermitente.
- ¿Por qué no debes perder más de 0,5 kg por semana?
- Guías para varios tipos de ayuno intermitente específicamente diseñadas para ayudar a las mujeres a encontrar el éxito.
- Consejos para añadir ejercicio a un plan de ayuno intermitente sin perderse por el hambre.
- Formas fáciles de hacer la transición a un estilo de vida de ayuno intermitente tan fácil como sea posible
- ***Y más...***

www.ingramcontent.com/pod-product-compliance
Lightning Source LLC
Chambersburg PA
CBHW070307010526
44107CB00056B/2521